AF401464

CONTRIBUTION A L'ÉTUDE

DE

L'HYSTÉRIE

DANS

SES RAPPORTS AVEC DIVERS ÉTATS MORBIDES

PAR

Francis FURET

Docteur en médecine de la Faculté de Paris.

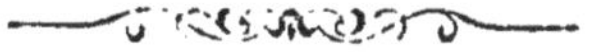

PARIS

IMPRIMERIE DE LA FACULTÉ DE MEDECINE

A. DAVY, Successeur de A. Parent

52, RUE MADAME ET RUE CORNEILLE, 3

1888

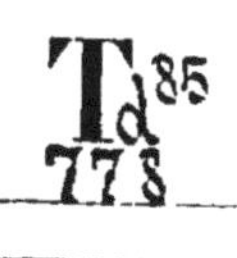
T 85
d
77 8

CONTRIBUTION A L'ÉTUDE

DE

L'HYSTÉRIE

DANS

SES RAPPORTS AVEC DIVERS ÉTATS MORBIDES

PAR

Francis FURET

Docteur en médecine de la Faculté de Paris.

PARIS

IMPRIMERIE DE LA FACULTÉ DE MEDECINE

A. DAVY, Successeur de A. Parent

52, RUE MADAME ET RUE CORNEILLE, 3

—

1888

Tol 85
778

SAS2289

CONTRIBUTION A L'ÉTUDE

DE

L'HYSTÉRIE

DANS SES RAPPORTS AVEC DIVERS ÉTATS MORBIDES

INTRODUCTION

Les rapports de l'hystérie avec les maladies, les allures bizarres que prend la névrose, le cachet spécial qu'elle imprime aux divers états morbides, tout cela, principalement au point de vue clinique, constitue une question des plus intéressantes, et, croyons-nous, de la plus haute portée pour le médecin.

« En dehors des maladies locales, dit Grasset, les états généraux produisent encore l'hystérie. On trouve des diathèses dans un certain nombre de cas, *et on les rencontrerait plus souvent si on les cherchait mieux.* »

L'anémie, la chlorose, la tuberculose sous toutes ses formes, le rhumatisme, la syphilis, la fièvre typhoïde, la variole, la pneumonie, etc., toutes ces maladies peuvent appeler la névrose hystérique et subir le contre-coup de ses multiples manifestations.

C'est à cette étude que nous avons voulu, fort de l'autorité des maîtres les plus illustres, apporter notre petite part de faits, heureux si nous pouvons contribuer quelque peu à éclaircir un des côtés de cette grosse question.

Qu'il nous soit permis, avant de commencer ce travail, de remercier M. le D' Letulle des excellents conseils et de l'appui qu'il nous a donnés si généreusement dans le cours de nos études médicales, et des observations qu'il a bien voulu nous confier pour servir de base à notre thèse inaugurale. Que M. le D' Huchard et M. le D' Berbès reçoivent aussi nos bien sincères remerciements, pour les documents qu'ils ont si gracieusement mis à notre disposition.

Nous ne voulons pas laisser échapper l'occasion qui se présente de donner hautement à notre excellent maître M. le D' Legroux, dont nous avons eu l'honneur d'être l'externe, le témoignage de notre bien profonde gratitude pour l'intérêt qu'il n'a cessé de nous porter. Nous ne saurions également trop remercier M. le D' Monod et M. le D' Budin, nos maîtres dans les hôpitaux, des soins éclairés et bienveillants qu'ils nous ont toujours prodigués.

Que M. le professeur Damaschino, qui a bien voulu accepter la présidence de notre thèse, reçoive ici nos plus sincères remerciements.

RHUMATISME ET HYSTÉRIE

L'éveil de l'hystérie à la suite d'une maladie aiguë, telle que le rhumatisme articulaire avec ses manifestations multiples, ne constitue pas seulement une curiosité pathologique, il faut le considérer comme un facteur important dans la diversité des phénomènes rhumatismaux. La marche singulière de la maladie, l'allure bizarre, les conséquences du rhumatisme, enfin les manifestations les plus insolites ne laissent pas que de dérouter le clinicien le plus expert. Huchard, dans ses études cliniques, insiste avec raison sur la complexité symptomatologique du rhumatisme. Il trouve même que le rhumatisme associe souvent ses manifestations à celles de l'hystérie. Nous n'avons pas à nous occuper ici de l'affinité probable entre la diathèse rhumatismale et la névrose ; Mosso, dans sa thèse inaugurale, insiste sur la parenté étroite qui existerait entre la goutte, l'arthritisme et l'hystérie. C'est là une question de pathologie générale des plus intéressantes. Robert Whytt, cité par Huchard, l'avait nettement indiqué en écrivant que des maux hystériques étaient causés très souvent par une humeur de rhumatisme ou de goutte. Nous croyons cependant être plus utile en décrivant aussi complètement que possible les symptômes hystériques du rhumatisme articulaire. Une des premières manifestations de l'hystérie rhumatismale est la paralysie accompagnée de troubles sensitifs, presque toujours les mêmes. Ce qu'il y a encore de plus remarquable c'est que ces phénomènes, si bien caractérisés, ne sont jamais ou presque jamais précédés de ce que Debove a décrit sous le nom d'apoplexie hystérique. On trouve là l'antithèse vivante de l'hystésie saturnine. Dans celle-ci, en effet, Letulle, Hischman, Achard l'ont prouvé, l'apoplexie est pour ainsi dire constante. Il s'agit bien là d'une apoplexie hystérique, l'apoplexie saturnine lui ressemblant absolument au point de vue clinique et anatomo-pathologique. D'ailleurs les observations qui suivent font ressortir d'une manière saisissante le fait qui nous occupe.

OBSERVATION I (Inédite).

(Communiquée par M. le Dr Letulle, médecin de l'hôpital Tenon.)

Saturnisme chronique. Apparition d'une monoplégie brachiale à l'occasion d'une périarthrite de l'épaule. Hémiplégie droite consécutive avec hémianesthésie sensitivo-sensorielle.

Disparition rapide des accidents à la suite d'un phlegmon circonscrit du bras.

Le nommé B... (Louis), âgé de 51 ans, de profession plombier, entre le 20 mars 1888 dans le service du Dr Letulle, à l'hôpital Tenon, salle Lorain. Le malade n'annonce pas d'antécédents héréditaires. Lui-même a toujours été bien portant, calme, peu impressionnable même, dit-il.

Aspect. — Homme vigoureusement constitué, travaillant depuis longtemps dans les couleurs et a eu quelques crises gastriques légères de saturnisme. Liséré saturnin très net.

Il a de plus été soigné une fois déjà pour de la paralysie saturnine à droite. Celle-ci avait parfaitement guéri.

Il y a quelques jours, le malade ressentit quelques douleurs vagues du côté de l'épaule droite. La région qui avoisine l'articulation enflait et devenait douloureuse et les mouvements d'élévation du bras semblaient plus difficiles. En même temps, le bras paraissait beaucoup plus lourd au malade qui ne le soulevait qu'avec peine, de telle sorte que tout travail fut bientôt impossible.

Le malade, examiné à l'hôpital, présente deux particularités distinctes et fort intéressantes.

C'est tout d'abord une périarthrite de l'articulation scapulo-humérale incontestable. Les mouvements de l'articulation ne sont pas très douloureux, mais la pression au niveau de l'attache des muscles trapèze et dans le voisinage de l'articulation est très pénible; la région est de plus un peu chaude, rouge et légèrement tuméfiée. De plus, le malade éprouve de la difficulté à soulever son avant-bras droit ; celui-ci est dans la position classique de la paralysie saturnine. La main est fortement fléchie et ne peut être relevée sur l'avant-bras malgré les efforts du malade. Le long supinateur est pris également, mais à un degré bien moindre que les autres muscles.

Nous notons de plus que la piqûre au niveau du bras, de l'avant-bras et de la main est moins sensible qu'à gauche. La sensibilité thermique est également notablement diminuée.

Dans les quelques jours qui suivent l'entrée du malade à l'hôpital, nous remarquons que la paralysie s'étend au membre inférieur, qui ne tarde pas à présenter les mêmes phénomènes d'impotence fonctionnelle et d'hémianesthésie analogues à ceux du membre supérieur. Les muscles extenseurs sont surtout frappés. Le malade ne peut se tenir debout à cloche-pied. La sensibilité thoracique diminue. L'analgésie apparaît. En même temps l'analgésie du membre supérieur disparaît vers la région de l'articulation scapulo-humérale au point où commence le gonflement douloureux. Les symptômes de périarthrite diminuent d'ailleurs rapidement. Pas de modifications des réflexes.

Ces phénomènes nous donnent l'idée de chercher les stigmates hystériques et nous constatons un rétrécissement marqué du champ visuel à droite, de la dyschromatopsie, de la diminution notable de l'audition (le bruit d'une montre n'est entendu que lorsque celle-ci est appliqué sur l'oreille), de la diminution de l'odorat et du goût.

En conclusions donc, notre malade nous paraît atteint d'hémiplégie hystérique à début momoplégique sous forme de paralysie saturnine et à généralisation secondaire.

Cette hémiplégie a-t-elle été déterminée par l'hystérie sous l'influence du plomb seul ou faut-il faire jouer un rôle quelconque déterminant à la périarthrite scapulo-humérale ? C'est ce qu'il est difficile de préciser.

Le malade resta six jours environ dans cet état Au bout de ce temps on lui fit une injection d'antipyrine dans la région du deltoïde, à droite. Cette injection, faite par une surveillante de garde, dans des conditions d'asepsie probablement douteuses, amena une rapide inflammation. Le malade eut le lendemain même une réaction violente, frisson, état gastrique, élévation de la température à 40° avec céphalalgie intense et adénite axillaire. La peau devint rouge, tuméfiée et tout annonçait qu'un phlegmon allait se former.

Traitement. Alcool à l'intérieur, sulfate de quinine, compresses de sublimé, etc.

Le lendemain la fièvre avait presque disparu, un point fluctuant apparaissait sur la région interne du bras; le malade était reposé, mais il avait été agité toute la nuit, très effrayé de ce léger accident et refusait absolument un matin de se laisser inciser l'abcès.

En même temps la sensibilité réapparaissait dans toute la partie droite du corps; l'analgésie était beaucoup moins manifeste, et surtout la paralysie des extenseurs de l'avant-bras et de la main disparaissait rapidement, La périarthrite de l'épaule avait d'ailleurs presque entièrement disparu depuis deux jours.

Dans les jours qui suivirent, la collection purulente s'abcéda en donnant issue à une quantité modérée de pus, et en même temps les phénomènes hémiplégiques s'amendèrent très rapidement.

Quatre jours après l'accident, sans aucun traitement, la paralysie et l'anesthésie avaient entièrement disparu à ce point que le malade, se sentant aussi fort qu'auparavant, demanda de suite à nous quitter (le matin du 6 avril).

Cette observation est certainement intéressante, seulement elle manque d'arguments. En la lisant, on ne sait trop à quoi attribuer ces accidents nettement hystériques. Est-ce le rhumatisme ou bien faut-il incriminer plutôt le saturnisme? L'influence de cette dernière intoxication sur l'apparition des phénomènes hystériques est incontestable à l'heure qu'il est.

On n'a qu'à lire la thèse très récente de Hischmann sur l'hystérie et l'intoxication pour que la conviction soit fortement entraînée. Cependant, dans l'observation qui précède, les symptômes observés furent consécutifs à une inflammation légère de nature probablement rhumatismale. Cette hypothèse est d'ailleurs pleinement d'accord avec les faits recueillis par le professeur Duplay dans son excellent mémoire sur la périarthrite scapulo-bumérale. Celle-ci reconnaît dans les neuf dixièmes des cas une origine rhumatismale. En outre, ces symptômes ne se complétèrent qu'au bout de quelques jours, la paralysie du membre inférieur droit succédant à celle du membre supérieur du même côté.

Mais ce qu'il y a de plus intéressant, croyons-nous, c'est la disparition rapide des accidents à la suite d'un véritable traumatisme. Voici en effet un malade qu'un léger accident consécutif à une injection sous-cutanée impressionne vivement, en même temps d'ailleurs que cet accident produit une crise réactionnelle et inflammatoire notable. Sous ces coups, les phénomènes hystériques (sensitifs et moteurs) disparaissent avec la plus surprenante facilité pour ne laisser aucune trace. Dans ce cas on peut dire que ce que le saturnisme avait fait, le traumatisme l'a défait. L'observation a donc un certain intérêt, non à cause du mode d'apparition des accidents, mais surtout à cause des conditions qui amenèrent leur disparition.

Observation II

(Communiquée par le Dr Berbez, chef de clinique adjoint à la
Salpêtrière).

Il s'agit d'un homme, Gaspard W.., âgé de trente ans,
atteint d'hystérie.

Antécédents héréditaires. — Père et grand-père pater-
nel alcooliques.

Tante paternelle *épileptique.*

Mère nerveuse, a eu *des contractures, des attaques*
très fréquentes et a fini par mourir de mort subite.

Des oncles et tantes du malade (frères et sœurs de sa
mère) sont morts tuberculeux très jeunes.

Le malade a perdu quatre frères en bas âge.

Quatre autres frères se portent assez bien, sauf le
dernier, aujourd'hui âgé de 13 ans, qui a des vertiges épi-
leptiques à chaque instant et qui, pour cela, se trouve
dans un service spécial à l'hôpital de Nancy.

Antécédents personnels. — Le malade lui-même a eu,
jusqu'à l'âge de 6 ans, une constipation opiniâtre avec
météorisme abdominal. Il a toujours été nerveux, quin-
teux, tracassier et emporté.

Il n'a pas eu la syphilis.

En 1882, *attaque de rhumatisme articulaire aigu;* rien
au cœur, service Hanot, Laennec.

Guéri, le malade a pris le métier pénible de chapelier
jusqu'en décembre 1883. Il préparait des peaux de lapin
à l'aide du mercure pour les chapeliers.

Aucun accident, si ce n'est un léger tremblement qui
n'a pas duré.

En 1883, *nouvelle attaque de rhumatisme aigu* qui
l'oblige à entrer de nouveau à Laennec; cette fois chez

M. le D' Ferrand. On le soigne et nous le trouvons à notre arrivée dans le service, 1" janvier, convalescent de son rhumatisme, sans lésion cardiaque, mais souffrant d'une constipation résistant à tous les purgatifs et que l'électrisation seule a pu vaincre.

Brusquement, dans le courant de février, le malade est frappé de paralysie sensitive et motrice du membre inférieur gauche. Cette monoplégie, qui atteignait tous les modes de la sensibilité mais qui ne s'accompagnait pas d'exaltatation des reflexes, a duré six semaines. Au bout de ces six semaines, il est survenu, dans le côté gauche, une paralysie motrice et sensitive complète, sans participation de la face.

Du côté gauche les sens se prennent.

Peu de jours après l'établissement de cette hémiplégie, la jambe droite s'affaiblit et, au bout de huit jours, le bras droit.

La paralysie n'est pas complète dans ce sens que le malade ne peut faire que quelques mouvements dans son lit, mais il lui est impossible de lever le bras ou la jambe, de porter une cuillère à sa bouche. La sensibilité est abolie dans tous ses modes et dans tout le corps. Ses sens sont pris à un degré différent. La paralysie sensitive est plus accusée à gauche qu'à droite.

Bientôt paralysie vésicale et cécité presque absolue.

Flasque d'abord, la paralysie prend au bout de quinze jours le caractère spasmodique. Reflexes exagérés et épilepsie spinale, tremblement spontané.

Le malade reste dans cet état pendant deux mois. Au bout de ce temps, le malade semble s'amender. W..., peut se lever et marcher avec des béquilles. Sa marche est celle des spasmodiques.

C'est à ce moment que j'ai amené W..., à la Salpêtrière, dans le service de M. Charcot. Pendant son séjour
à Laennec, le malade eut des troubles vaso-moteurs
consistant en rougeurs qui apparaissaient aux membres
inférieurs, quand le malade laissait pendre ses jambes
sur le bord de son lit. Cette rougeur ne tardait pas à
devenir violacée sans hyperthermie locale aucune.

Cette rougeur disparaissait dix minutes après que le
malade s'était couché.

Quatre ou cinq jours après, cette rougeur disparut et
fut remplacée par des crises de sueurs.

Un soir, à la contre-visite, le malade m'appela en me
disant que son accès allait le prendre. Il se plaignit en
effet d'un froid exagéré sous les fesses. Cette sensation,
comparée par lui, au passage d'un courant d'eau froide,
gagna les jambes et, en même temps, je vis sourdre de la
sueur en grande quantité sur la face antérieure des membres, sur les pieds et sur les cuisses. L'eau ruisselait
et mouillait les draps du lit, rappelant les mouchetures
de l'anasarque.

Ces crises de sueurs, il les eut déjà pendant ses dix-huit
jours au régiment, où leur suppression à la suite d'un
bain de pied froid amena des douleurs dans les jambes.

W..., resta à la Salpêtrière jusqu'en novembre 1884.
L'observation fut prise par M. Gilles de la Tourrette.

A son entrée dans le service de M. Charcot, W...,
était anesthésique total à l'exception d'une zone grosse
comme une pièce de 1 franc, sur le bord interne du pied
droit.

La sensibililité était abolie dans tous ses modes. Les
sens étaient également pris.

Le pharynx, la conjonctive étaient insensibles.

Le champ visuel, qui heureusement nous reste, était considérablement rétréci de deux côtés.

La mobilité était aussi atteinte. Tremblement très léger qui s'est beaucoup exagéré depuis.

Démarche spasmodique.

Reflexes exaltés et épilepsie spinale de deux côtés.

Sous l'influence du bain sulfureux et de l'électrisation, le malade s'améliore notablement. L'insensibilité était toujours la même.

Parti de l'hôpital, il réussit après cinq mois de travail à se faire envoyer aux bains de mer. Y resta pendant trois mois.

A Laennec déjà, le malade aurait eu des attaques sin-gulières d'hystérie. Il perdait connaissance et déchirait ses habits et se débattait.

Ces attaques se sont renouvelées à des intervalles assez irréguliers. Pendant son séjour à la Salpêtrière, il eut deux accès.

Ces accès se renouvelèrent; on l'envoya à Montpellier où il entra chez M. Combal. Un agrégé fit le diagnostic de sclérose en plaques.

Il resta deux mois à Montpellier et eut deux attaques, avec paralysie faciale gauche, qui n'a pas duré plus de vingt-quatre heures, et s'est reproduite une fois le malade revenu à Paris.

La vue étant devenue très mauvaise, le malade rentre à la Salpêtrière le 20 juillet 1886.

Voici son état:

Rien de remarquable comme aspect extérieur. Au repos, couché dans son lit, tremble de tout le corps excepté de la tête. Les jambes ont beau reposer sur le lit dans toute leur étendue, elles sont agitées d'un tremblement très appréciable, tremblement qu'on retrouve au membre supérieur gauche. Le bras droit tremble beaucoup moins.

Ce tremblement s'exagère spontanément sans cause appréciable, dans le lit ou bien quand le malade marche. Alors le tremblement diminue dans les bras et augmente dans les jambes qui présentent une sorte de trémulation à grande amplitude qui gêne considérablement la marche.

Quand le malade est au lit, si on redresse brusquement la pointe de l'un ou de l'autre pied, il se produit de la trépidation spinale qui reste un instant localisée dans la jambe qu'on a excitée, puis le tremblement gagne l'autre jambe. Alors les deux membres inférieurs sont agités de vibrations à grande amplitude contre lesquelles le malade ne peut rien, si ce n'est toutefois en croisant les pieds l'un sur l'autre, et en cherchant à les maintenir immobiles.

En appliquant au moment du tremblement une bande de caoutchouc sur les deux jambes le tremblement a cessé complètement dans la jambe droite, mais, par contre il s'est notablement exagéré dans la jambe gauche ; sur celle-ci, nulle influence à exercer.

Trémulation très rapide dans le membre inférieur gauche, dès que le malade veut descendre du lit. Dès que le pied gauche a touché la terre, la pointe seule s'appuie sur le sol et les trémulations continuent.

Au contraire, le pied droit repose sur le sol dans toute la longueur de sa plante.

Pour garder la station debout, le malade penche le corps en avant appuyé complètement sur la jambe droite, qui tremble un peu, et un peu sur la pointe du pied gauche, qui tremble beaucoup.

Furet.

2

Les jambes sont très écartées l'une de l'autre. Le malade s'appuie en outre sur son bâton placé assez loin devant lui.

J'ai dit au malade d'appuyer toute la plante du pied gauche par terre, il est brusquement rejeté en arrière, l'équilibre est rompu et il tomberait sur le dos. En fermant les yeux sans avoir les pieds rapprochés W... oscille un moment et s'abat en avant ou en arrière.

Dans la marche, c'est bien pis. Le malade prend un point d'appui solide sur sa jambe droite et sur son bâton, puis il lance en avant, sans jamais l'accrocher au sol, sa jambe gauche agitée de tremblements ; il pose sur le sol la pointe de son pied gauche, prend un instant un point d'appui sur ce pied incertain et place vite le pied droit dans un point toujours éloigné du pied gauche, mais sur la même ligne transversale.

Réflexes tendineux exagérés. Exploration électrique des muscles ne révèle aucun trouble.

L'analgésie est absolue dans tout le tégument; on peut piquer, tordre, pincer la peau sans éveiller la moindre douleur.

La thermosthésie est atteinte de la même façon. Les sensations au contact de chatouillement ne sont pas perçues non plus.

Perte de la sensibilité articulaire.

Sens musculaire atteint en partie.

Vue considérablement affaiblie dans les deux yeux.

L'ouïe est diminué. Tympan insensible.

Odorat presque nul.

Le goût est complètement aboli. Le sulfate de quinine appliqué sur la langue ne cause aucune sensation désagréable.

L'anesthésie du pharynx et de la conjonctive est absolue.

Pas de formes hystérogènes.

Rien du côté des autres appareils, cependant le malade tousse beaucoup.

Ces deux observations, si éloquentes dans leurs détails morbides, laissent à désirer au point de vue des causes occasionnelles. Dans les deux, nous retrouvons l'hérédité nettement accusée, surtout dans l'observation de W.... Elle joue dans l'hystérie toxiques, de même que dans l'hystérie en connexion avec d'autres états morbides, un rôle des plus importants. Mais, la cause occasionnelle, le rhumatisme est loin d'être aussi clair, aussi précis. En effet, le premier malade est un saturnin, le second est un mercuriel, deux intoxications qui accompagnent et réveillent d'une manière si fréquente la tare nerveuse de l'hystérie. Cependant, dans les deux cas, nous n'hésitons pas à incriminer le rhumatisme et voici nos raisons : Hischmann, dans sa thèse, résumant toutes les connaissances acquises sur l'hystérie toxique, déclare formellement qu'une des premières manifestations de l'hystérie saturnine est l'apoplexie. Dans nos deux observations, elle manque : elle manquera encore dans toutes les autres où l'hystérie a trouvé son point de départ dans un accès de rhumatisme. En outre, les paralysies mercurielles n'existent guère. Toutes les fois qu'elles existent d'une façon complète, il faut incriminer l'hystérie (Letulle). Mais ici aussi l'hémianes-

thésie est consécutive à une attaque apoplectiforme.
Dans notre seconde observation nous ne trouvons rien
qui puisse rappeler une apoplexie quelconque. Il nous
reste un phénomène important à relever dans notre
seconde observation. C'est la paralysie faciale.

La paralysie faciale dans l'hémiplégie hystérique
constitue, jusqu'à présent, une curiosité pathologique. Todd et Charcot la repoussent catégoriquement.
Comme, à ce moment, le malade s'est trouvé à Montpellier, le diagnostic de paralysie faciale nous vient
d'un peu loin et n'est corroboré que par les déclara-
tions du malade. Ne se serait-on pas plutôt trouvé en
présence d'un hémispasme glosso-labié auquel le professeur Charcot attribue la déviation de la face dans
l'hystérie ? C'est une question que nous posons simple-
ment. Les symptômes qu'on trouve dans nos observations sont nettement hystériques. En voici encore une
très suggestive à ce point de vue.

OBSERVATION III. (Inédite. Résumée.)
(Communiquée par M. Dr Berbez.)

Blanche P., 21 ans.

Mère nerveuse, avait des attaques convulsives sur la
nature desquelles on n'a pas été fixé.

Père rhumatisant.

La jeune fille a eu une enfance délicate. Elle a été
réglée à 17 ans. Depuis, les règles ont été fort irrégulières. Elles se sont même supprimées tout à fait en
1884. La malade a présenté à cette époque des symptômes

de chlorose intense. A 18 ans, attaque de *rhumatisme articulaire aigu* généralisé avec endocardite. Il reste un souffle au premier temps et à la pointe.

Peu de temps après cette attaque de rhumatisme, la malade a quelques déboires dont elle est vivement affectée. *Deux mois* après la guérison de son rhumatisme, elle est prise d'accès convulsifs, précédés de l'aura épigastrique, de battements dans les tempes et d'éblouissements.Ces accès durent une heure ou deux, puis cessent. Ils se renouvellent plusieurs fois par semaine pendant trois mois environ, puis tout rentre dans l'ordre.

Douleurs rhumatoïdes dans les muscles du dos et du cou. La malade entre à l'hôpital Laennec, service de M. Ferrand, où nous la soignons à la fois pour sa chlorose, son souffle mitral et des accidents nerveux de nature hystérique.

Au point de vue objectif, la malade présente une hémianesthésie sensitive-sensorielle, complète a gauche, un point ovarien à gauche. Un aspect chlorotique des plus accusés, une légère enflure des jambes autour des chevilles.

Les attaques ont cela de particulier que, tout en ayant les phénomènes de l'aura (boule, battements dans les tempes), elles n'ont qu'une esquisse de la phase épileptoïde et de la phase des grands mouvements. La phase des hallucinations et des attitudes passionnelles est au contraire exagérée comme durée et comme intensité.

La malade, après quelques mouvements convulsifs légers, saisit une idée, la développe dans une sorte de rêve dont les visions sont assez agréables pendant une heure ou deux, puis elle reprend connaissance et tout est fini jusqu'à l'attaque suivante.

La malade présente tous les caractères du petit hypnotisme.

Sous l'influence d'un régime tonique avec hydrothérapie, la jeune fille guérit, les attaques disparaissent. Nous l'avons revue, en 1887 et 1888, à la Salpêtrière où elle est employée.

Elle n'a plus d'accès que de loin en loin, l'hémianesthésie elle-même a diminué.

Dans le cas qui précède, les phénomènes hystériques apparaissent comme une complication ou mieux une suite lointaine du rhumatisme articulaire aigu. Jusqu'au moment de l'éclosion des accidents rhumatismaux, rien de nerveux à noter. Ce sont tantôt de petits accidents d'une puberté retardée et irrégulière, tantôt les symptômes indépendants d'une chlorose intense. Rien ne faisait donc prévoir les manifestations hystériques, si ce n'est l'hérédité, la mère ayant des attaques convulsives d'une nature indéterminée. Le rhumatisme est donc nettement, dans ce cas, la cause efficiente qui a déterminé l'éveil de la névrose. Les accès convulsifs alternent avec des douleurs rhumatoïdes dans les muscles du dos et du cou.

Si l'on voulait pousser un peu loin les conclusions à tirer de cette observation, ou pourrait à la rigueur ranger les phénomènes hystériques tels que l'hémianesthésie sensitive et sensorielle parmi les manifestations rhumatismales présentées par la jeune fille. Mais les accès s'installent, apparaissent et disparaissent sans raison aucune, sanctionnant ainsi pleinement le diagnostic d'accidents de nature hystérique.

M. Huchard, nous a communiqué, à ce point de vue, des notes dont l'importance et la signification nosologique sont du plus haut intérêt. Nous croyons faire œuvre utile en reproduisant les quelques mots que le clinicien de l'hôpital Bichat consacre à la question qui nous occupe (1).

« Dans les cas de rhumatisme et hystérie, les deux maladies se réunissent souvent sur un terrain commun le système nerveux, pour produire des névralgies, des douleurs viscérales, des hyperesthésies, des paralysies, des contractures, des convulsions, des troubles vasomoteurs; elles offrent la même mobilité vagabonde dans leurs allures, les mêmes tendances dans leur manifestations, et le processus fluxionnaires de l'une n'est pas si éloigné des actions vaso-motrices de l'autre. Quoi d'étonnant alors, que dans un rhumatisme articulaire aigu, l'hystérie appelée, sollicitée par lui, puisse parcourir avec lui les articulations, laissant partout des marques de son passage? Ainsi, un rhumatisme articulaire subaigu avec une réaction fébrile à peine élevée au-dessus de la normale, présentera des apparences de gravité ou au moins d'intensité, parce que l'hystérie appelée par la douleur et la fluxion des articulations aura déterminé un état d'hyperesthésie de la peau, et de contracture des muscles péri-articulaires. Cette hyperesthésie cutanée et cette contracture peuvent même se substituer sans l'inter-

(1). Hystérie dans ses rapports avec divers états morbides Huchard. 1881-1882.

ruption à la fluxion rhumatismale et donner lieu ainsi à une espèce de pseudo-rhumatisme hystérique qui se fixe pendant des mois ou des années sur une jointure. »

Pour venir à l'appui de cette question, voici le cas que M. Huchard a bien voulu nous communiquer.

OBSERVATION IV. (Inédite.)

(D'après des notes communiquées par M. le Dr Huchard.)

Madame X... 28 ans.

Elle venait d'accoucher, il y a trois ans, depuis un mois et demi à peine, lorsqu'elle fut prise de pleurésie droite avec un épanchement peu considérable. Huit jours après environ, elle eut une phlébite droite, puis une phlébite gauche suivie de près, 6 ou 7 jours à peine, par un rhumatisme articulaire aigu, qui se compliqua rapidement d'une légère endo-péricardite.

La pleurésie droite continuant, il survint à ce moment un léger épanchement dans la plèvre gauche. La dyspnée est intense, pas en rapport avec la quantité de l'épanchement et la faible intensité de l'endocardite.

Tous ces accidents y compris la phlébite, qui n'était pas d'origine puerpérale, doivent être mis sur le compte du rhumatisme.

La convalescence fut longue. Après cinq ou six mois la malade fut envoyée à Cannes, et fut prise là d'une toux singulière, incessante, quinteuse, survenant principalement sous l'influence de la marche ou à la suite de la pression, d'ailleurs très douloureuse, des deux nerfs diaphragmatiques (névralgie diaphragmatique double).

A ce moment, la malade était très amaigrie et l'on put croire alors à l'éclosion d'une tuberculose. Dans l'intervalle la phlébite avait disparu des deux côtés, plus de cordon douloureux, la marche était devenue possible.

Rentrée à Paris, à la fin de l'hiver vers le mois de mars 1886, la malade sembla très améliorée tout en conservant une disposition pour la même toux quinteuse sans expectoration. A la fin de l'année, on l'er voya de nouveau dans le Midi à Menton. C'est alois qu'eut lieu la fameuse secousse de tremblement de terre. Madame X... s'enfuit précipitamment à Hyères. La toux avait augmenté d'intensité et de fréquence. Elle resta là. A la fin de la saison et à son retour à Paris la toux avait complètement disparu.

Cette allure singulière de la toux accompagnée parfois de hoquet, d'aboiements sonores, avait fait établir par M. Huchard le diagnostic de toux hystérique.

L'été se passa relativement bien. Une anoréxie nouvelle s'était cependant manifestée sans provoquer d'amaigrissement. A l'hiver, comme d'habitude, elle retourna à Hyères.

Le commencement de la saison se passa sans encombre, lorsque survint, au mois de novembre, des douleurs vagues des membres, des jointures, sur le trajet de la colonne vertébrale. (M. Huchard avait depuis longtemps signalé cette irritation spinale), douleurs remplacées subitement, au grand étonnement de l'entourage, par un accès de sommeil. Alors les accès de sommeil se répètent jusqu'à 40 et 60 fois par jour, puis surviennent périodiquement et régulièrement depuis deux mois et demi, à 7 h. 15 du soir. A ce moment la malade est prise subitement d'un sommeil complet durant 10, 15, 20 minutes et s'accompagnant de quelques mouvements légers, convulsifs, partiels, surtout de la tête, et dont la fin est annoncée par des mouvements lents de la tête de droite à gauche. Puis elle se réveille très étonnée, ne se rappelant que vaguement et incomplètement ce qui s'est passé.

Nous ajouterons que, pendant tout le cours de sa maladie, Mme X... a eu une véritable ataxie thérapeutique se manifestant par des accidents que provoquait le salicylate de soude à la dose de 3 à 4 grammes (dyspnée lypothermie, etc.) sans amener aucune amélioration des accidents rhumatismaux.

Vers le 26 mai dernier, M. Huchard est rappelé en consultation avec M. Potain, qui confirme le diagnostic d'hystérie. C'est à ce moment-là seulement que la famille se souvient avoir consulté pour une attaque de rhumatisme, M. Potain, qui avait envoyé la malade à Néris.

En résumé, l'hystérie chez cette malade a été éveillée par le rhumatisme et s'est manifestée à diverses reprises par des accidents tels que la toux, la dyspnée, l'anorexie, l'ataxie thérapeutique, etc.

Le tremblement de terre a sans doute joué son rôle, dans la production de la névrose, mais la maladie à ce moment était déjà en évolution et il n'a fait qu'augmenter l'intensité des accidents.

OBSERVATION V (Inédite)
(Communiquée par le Dr Berbez).

La nommée L..., âgée de 25 ans, couturière, entrée le 14 juin 1884, salle Legroux, lit n° 16.

Antécédents. — *Mère* morte en couches à 28 ans.

Père mort à 44 ans d'une maladie de cœur, après avoir eu pendant toute sa vie des attaques fréquentes de rhumatisme et des migraines.

Un frère est mort en bas âge avec des convulsions.

A. P. La malade elle-même a toujours toussé depuis son enfance, — elle a eu la coqueluche pendant plusieurs années. — Réglée très irrégulièrement à partir de 13 ans, jusqu'à 19 ans elle a eu une très bonne santé relative.

A 19 ans. Attaque de rhumatisme aigu généralisé occupant les jointures des jambes seulement. Cette attaque a duré 3 semaines ; elle avait été précédée d'un érythème noueux.

A 20 ans. Douleurs dans la jambe gauche seule. Cette douleur n'a pas duré plus de 4 ou 5 jours, la malade ne s'est pas alitée. Cette fois, pas d'érythème noueux comme l'année précédente.

A 20 ans aussi la malade a eu une attaque de nerfs causée par une frayeur et bientôt suivie d'une autre attaque semblable.

A 21 ans elle prend un chaud et froid et tousse beaucoup ; crache du sang en petite quantité et a plusieurs fois des attaques de nerfs.

Depuis 3 ans la malade travaille pendant huit jours et se couche pendant huit jours.

Le 2 août 1881 elle entre à l'Hôtel-Dieu, dans le service de M. Sée, avec du rhumatisme articulaire occupant surtout le côté gauche. On lui donne du salicylate et elle va meux comme douleurs, mais elle a de plus en plus des attaques convulsives et elle devient anesthésique du côté gauche.

Après un séjour assez long au Vésinet, elle rentre à l'Hôtel-Dieu, toujours pour des rhumatismes, dans le service de M. Vulpian. Plus d'anesthésie. Séjour de quatre mois dans le service de M. Heraud en 1887, pour une phlébite de la jambe gauche. Beaucoup souffert.

Après la phlébite, fièvre typhoïde.

Le 2 décembre 1883, la malade, qui était allée dans son pays, en Belgique, eut très froid. Elle eut de nouveau des douleurs dans l'épaule.

Accouchée le 2 mai 1884 sans accidents.

Après l'accouchement, la bronchite est revenue et avec elle des attaques de nerfs, et de l'érythème comme aujourd'hui. L'érythème est venu presque tout d'un coup en apprenant la mort de son enfant.

Vers le 10 juin, apparurent derrière les oreilles des taches rouges qui devinrent de véritables plaques, se soulevèrent, devinrent confluentes et descendirent le long du cou.

Aujourd'hui la malade nous apparaît dans l'état suivant :

Aspect cachectique. Malade anémiée garde le lit tout le jour.

La peau est chaude et moite. Derrière les oreilles, affectant une disposition symétrique on trouve des plaques d'érythème noueux. Nous trouvons là l'aspect circiné ; des boutons ressemblant un peu à des clous d'une couleur rouge violacée uniforme forment un cercle sur un fond un peu plus pâle. Sous les yeux l'érythème offre l'aspect papuleux ; il y a, sous la paupière droite, une longue papule rouge noir.

On peut voir des plaques semblables sur le front et sur les lèvres. Des plaques semblables se rencontrent également sur le tibia, le long de la crête de cet os. Il n'y a pas de rougeurs analogues sur le dos et sur la poitrine.

La langue est blanche et sale. Quelques nausées. Mauvais appétit.

Rien au foie. Rien à la rate. Constipation habituelle.

Rien du côté des urines. La malade n'a jamais eu de gravelle. Le larynx est touché, la voix est très enrouée.

Pas de douleurs dans la poitrine, rien à la palpation ni à la percussion, mais l'auscultation laisse entendre dans toute l'étendue de la poitrine des râles de bronchite.

Aux sommets la respiration est soufflante, il semble même qu'on entend des craquements ou des frottements pleuraux.

Expectoration abondante, mais sans caractère.

Toux fréquente et pénible.

Rien au cœur.

20 juin. L'érythème a bien diminué, il a changé de couleur, il s'efface, mais laisse une tache d'un rouge violacé à la place de chaque plaque d'érythème. Sur les jambes, il y a encore un peu de gonflement : l'érythème a commencé a disparaître derrière les oreilles, puis sur la face et enfin sur les membres inférieurs.

La température est toujours élevée; à l'auscultation M. Ferrand ne trouve rien à gauche, mais à droite il y a des craquements manifestes au sommet.

Le 21. Il y a toujours de l'état fluxionnaire de plus en plus. A la figure il y a, sous l'œil droit, un point où semblent se former des pustules ; l'érythème du reste n'est pas douloureux.

Il y a une assez grande gêne de la déglutition, la langue est encore saburrale, mais commence à se dépouiller. En examinant le fond de la gorge on trouve une vascularisation exagérée, mais qui n'a pas de caractère confluent.

Le 26. Nouvelles éruptions sur le pourtour du genou gauche; l'éruption pâlit.

Le 28. *Douleurs et rougeurs* tout le long du tibia du côté droit.

Les choses en sont là quand, au mois de juillet, la malade nous dit que sa jambe droite tremble sans qu'elle puisse arrêter. Nous l'examinons et nous voyons qu'en effet cette jambe est agitée de mouvements choréïformes assez violents s'exagérant dans les mouvements volontaires. Le bras du côté gauche, le lendemain même, est agité de mouvements qui augmentent la nuit.

Bientôt les quatre membres sont pris.

La nuit est assez calme.

Le jour la malade tremble davantage, elle est énervée. Les rougeurs ont réapparu surtout sous les yeux, vers quatre heures du soir elle est prise d'étouffements, elle perd connaissance, se débat, tremble davantage sans crier beaucoup. Cette crise où la boule hystérique est évidente dure trois quarts d'heure. Les choses en restent là.

Nuit assez agitée.

A notre retour de vacances, au mois d'octobre, la malade est toujours choréïque, mais sa chorée a pris un type bizarre. Ainsi la malade exécute en tous temps des mouvements du corps, du tronc et des membres supérieurs, sur les membres inférieurs demi-fléchis.

La malade à différentes reprises, essaie de se lever. Mais les jambes tremblent sous elle comme celles d'une paraplégie spasmodique.

Aujourd'hui, après beaucoup d'alternatives de mieux et de plus mal, la malade est améliorée.

Des cinq observations qui précèdent, il résulte que, de même que l'alcoolisme, le saturnisme, le trauma-tisme, etc., le rhumatisme articulaire aigu ou subaigu est une cause occasionnelle d'hystérie. Les paralysies, l'hemianesthésie, les dyschromatopsies, le rétrécisse-ment bilatéral du champ visuel, les troubles vaso-moteurs, la toux aboyante, les accès de sommeil, que l'on a vu signalés dans nos observations appartiennent à juste titre à la grande névrose.

Les attaques épileptiformes qu'on voit mentionnées dans notre deuxième observation appartiennent aussi à l'hystérie, parce que l'épilepsie ne connaît pas et n'admet pas dans son domaine des attaques suivies d'hémiplégies, de troubles moteurs.

Un phénomène remarquable, et qui vient encore à l'appui de notre thèse, est la conservation de la con-tractilité électrique dans toute son intégrité. Nos ob-servations ne démontrent pas une exaltation de cette contractilité.

FIÈVRE TYPHOÏDE ET HYSTÉRIE

Depuis que l'on a l'attention fixée sur les phéno-mènes hystériques dans les divers états morbides, les manifestations nerveuses subites et fugaces de la dothiénentérie commencent à être mieux interprétées. Ce que Murchison attribuait à une profonde atteinte de l'organisme n'est, le plus souvent, que la signature de l'hystérie. Grasset a observé un cas remarquable d'hémiplégie droite avec aphasie pendant la conva-

lescence d'une fièvre typhoïde, et il l'attribue à un
écart de régime probable. Cet accident fut d'ailleurs
de très courte durée. L'aphasie a été décrite dans deux
ou trois cas d'hémiplégie hystérique *droite* vulgaire.
L'hérédité aidant, on pouvait en faire une manifestation
hystérique. C'est surtout pendant la convalescence
que les malades sont atteints d'accès hystériques, et,
Murchison a vu ces accidents se manifester plusieurs
semaines après la convalescence. Mais lorsque cette
combinaison de l'hystérie avec la fièvre typhoïde s'ef-
fectue à une période plus rapprochée du début, la
tâche devient quelquefois exceptionnellement ardue
pour le clinicien. Voici un exemple tiré de l'étude de
M. Huchard que nous avons citée dans notre précé-
dent chapitre.

OBSERVATION VI

(Tirée de l'article Hystérie dans ses rapports avec divers
états morbides, par M. Huchard.)

Une jeune fille de 16 ans entre à l'hôpital pour une
fièvre typhoïde légère. Dans le second jour, on constate
sur toute la surface cutanée une hyperesthésie telle qu'on
ne pouvait toucher la peau de cette malade sans éveiller
une vive douleur ; si l'on ajoute à cela que les apo-
physes épineuses cervico-dorsales étaient extrêmement
douloureuses et qu'un état de paralysie vaso-motrice
de la peau permettait de tracer facilement sur elle des
lignes rouges analogues aux taches dites méningitiques,
on comprendra que, dans ce cas, on pouvait et on devait
d'abord croire à la probabilité d'une complication grave

du côté des centres nerveux. Ce fait se rapprochait en effet par certains côtés des cas rapportés par Funtz dans sa thèse inaugurale « *Sur les symptomes de la fièvre typhoïde* » et reproduisait assez fidèlement quelques-uns des accidents méningitiques si bien décrits par ce savant observateur.

Mais cependant, dès le premier jour, ces symptômes d'apparence grave contrastaient singulièrement avec la la bénignité de la maladie, avec le peu d'élévation de la température avec l'absence de contracture, de raideur du cou et de douleur de tête, etc.

La fièvre typhoïde évoluait régulièrement, la diarrhée était modérée, le ventre légèrement météorisé, et l'état de stupeur peu appréciable. C'est alors qu'en rapprochant ces symptômes *pseudo-méningitiques* de l'état nerveux de la malade qui se manifestait de temps à autre par des pleurs sans motif, par des phénomènes de constriction et strangulation pharyngée, par certaines bizarreries de caractère, par des troubles ataxiques absolument anormaux, j'émis l'idée que l'hystérie jouait un grand rôle dans cet état, et que le pronostic avait seulement l'apparence de la gravité. *Enfin, durant la convalescence*, les accidents hystériques s'accusèrent davantage; et, chose singulière, l'hyperesthésie disparut complètement pour être remplacée par une anesthésie sensitive et sensorielle du côté gauche avec hyperesthésie ovarienne du même côté. Cette ovaralgie devenait ainsi un élément de diagnostic et séparait nettement cette hémianesthésie hystérique de certaines hémianesthésies d'origine probablement congestive, dont M. Calmettes a relaté, il y a plusieurs années, quelques cas dans le cours ou à la fin de la dothiénentérie.

Furet.

3

D'autres fois, dit M. Huchard, ce sont les troubles de la motilité qui prédominent et l'on peut citer telle dothiénentérie dont les accidents ataxiques à allures désordonnées et capricieuses n'entraînent pas d'aggravation notable de l'état général et du pronostic et portent avec eux l'estampille de la névrose hystérique. En voici un exemple :

OBSERVATION VII

(Henri Huchard *ibíd.*)

Une femme nerveuse, impressionnable à l'excès, qui avait eu déjà plusieurs attaques de nerfs sous l'influence d'émotions diverses, est atteinte de fièvre typhoïde très légère. Pendant toute sa durée, la température ne s'est pas élevée au-dessus de 39°6, l'état de stupeur a toujours été peu accentué, la diarrhée et le météorisme abdominal d'une intensité moyenne et l'on ne peut constater que quelques râles sous-crépitants sans importance aux bases des deux poumons, lorsque, sans cause et brusquement, éclata vers le douzième jour une dyspnée très violente, peu en rapport avec les symptômes stéthoscopiques de l'appareil respiratoire; puis, survint une aphonie subite qui disparut rapidement avec la dyspnée et qui fut remplacée, deux jours après, par des troubles ataxiques et délirants dont les allures, au moins singulières, nous permirent de reconnaître la nature névrosique. La malade, indemne de toute intoxication alcoolique, était agitée, ne pouvant se tenir en place dans son lit, présentant à plusieurs reprises un tremblement légèrement rhythmé du membre supérieur gauche ; elle prononçait quelques paroles sans suite, se rapportant presque toujours à des souvenirs récents, puis, après quelques instants d'un délire passager, elle éprouvait tout à coup une tristesse indéfinissable avec sensation de constriction pharyngée. Pendant tout le temps, la température n'avait pas dépassé le chiffre de 39°1 et la convalescence vint à son jour sans être troublée par aucun accident anormal.

Gueneau de Mussy avait déjà insisté sur l'importance de l'hystérie dans la modification et de l'aspect du délire et de sa valeur séméïologique, Briquet en rapportant une observation de fièvre typhoïde survenue chez une hystérique abonde, lui aussi, dans ce sens.

Observation VIII (Inédite).

(Communiquée par le Dr Berbès).

Mlle K..., 23 ans.

Mère. Lithiase biliaire.

Père. Congestif, emporté, violent, un peu alcoolique. frères migraineux; l'un des deux frères est un franc original.

Excellente santé jusque vers 16 ou 17 ans. Mais caractère exécrable.

A 17 ans *fièvre typhoïde longue et grave*. La malade s'en relève péniblement. Une fois guérie, un mariage manqué vient bouleverser la vie de la jeune fille. Depuis sa dothiénentérie, son caractère était devenu plus difficile, son irritabilité plus grande. Elle avait des alternatives de gaieté et de faiblesse inexpliquée.

Dans la convalescence de sa maladie infectieuse elle eut sans raison des crises de sánglots.

Le chagrin et les blessures de l'amour-propre aidant, la malade eut des crises terribles dans lesquelles elle pleurait et criait sans trop se débattre; la connaissance ne fut perdue qu'une fois ou deux.

Les crises prouvaient leur nature hystérique en s'adjoignant les symptômes suivants :

Du côté du caractère. Mobilité anormale. Tendance à voir le mauvais côté des choses, à dénaturer les intentions de tous. Difficulté d'attention, etc.

Sensibilité. Hémianesthésie gauche sensitive et sensorielle. Douleurs ovariennes à gauche, etc.

Du côté du mouvement. Monoplégie crurale passagère. Monoplégie brachiale, etc.

Malgré un traitement dans différentes stations thermales, la maladie nerveuse empire jusqu'à ce qu'une grave affection intercurrente en débilitant l'organisme vint diminuer la fréquence et l'intensité des phénomènes nerveux.

Ces observations prouvent combien il est important de rechercher des accidents hystériques dans la fièvre typhoïde. Ces accidents peuvent, non seulement rendre le diagnostic obscur et quelque fois inextricable, mais ils peuvent encore induire en erreur, une fois le diagnostic fait, sur la marche et le pronostic de la maladie. Lorsque des phénomènes insolites viennent troubler l'évolution naturelle de la dothiénentérie tels que l'hémianesthésie, spasmes, contractures, douleurs spinales, accès hystéro-épileptiques, l'attention du médecin doit être éveillée. Il doit comparer la bénignité des symptômes nerveux et, pour peu que l'hérédité vienne à son secours, le diagnostic pourra être fait,

Dans notre dernière observation la jeune malade ne devient vraiment hystérique qu'à partir de sa dothiénentérie. Avant cette dernière affection, rien à noter sinon une irritabilité suspecte. Peut-on conclure de cette absence de phénomènes hystériques avant la fièvre typhoïde au rôle de celle-ci dans l'éclosion de ces phénomènes? Nous n'osons pas nous prononcer. Cependant nous avancerons volontiers que la dothiénentérie, arrivant chez un sujet prédisposé y a développé ou réveillé l'hystérie qui y sommeillait.

OBSERVATION (inédite).

(Communiquée par le Dr Berbès.)

La nommée Eugénie B., âgée de 22 ans, domestique. Entrée le 26 décembre 1886, salle Legroux, lit n° 26.

Antécédents. — *La mère* de la malade était très vive. Mais elle n'a jamais eu d'attaques de nerfs; elle est morte de la variole.

La grand-mère maternelle est morte à 97 ans d'un cancer de la face.

Douze frères et sœurs de la mère sont morts de la poitrine.

Une tante maternelle a des attaques d'hystérie.

Le père vit encore, il a 70 ans, a eu plusieurs pneumonies.

Une sœur du père est morte avec des étouffements.

Quatre frères et sœurs de la malade sont morts dans des convulsions.

Antécédents personnels. — Elle a beaucoup eu à souffrir de la misère étant enfant ; elle a eu les jambes enflées sans avoir de battements de cœur, elle s'enrhumait facilement les hivers et toussait pendant longtemps.

Réglée à 15 ans, et très régulièrement depuis cette époque, elle n'a présenté aucun symptôme nerveux au moment de la puberté.

Elle vient à Paris, *contracte la fièvre typhoïde* dans les deux mois qui suivent son arrivée, *elle a trois rechutes*, elle sort trop tôt pour reprendre son travail, c'est dans ces conditions qu'elle devient enceinte.

Grossesse pénible. Syncopes fréquentes.

L'accouchement s'est bien passé.

Depuis cette époque, elle est presque perpétuellement énervée, elle n'a pas eu d'attaques de nerfs cependant.

Elle entre à l'hôpital, le 26 décembre, pour des douleurs dans le ventre reliquat de ses couches et pour des flueurs blanches.

A notre arrivée dans le service, nous la trouvons dans l'état suivant : c'est une femme petite, maigre, présentant l'habitus extérieur des maladies nerveuses. L'examen extérieur ne révèle absolument rien.

L'examen des différents organes ne nous apporte que peu de chose.

Rien au larynx.

Rien au poumon.

Rien au cœur en tant que lésion organique, mais soufflés anémiques dans les gros vaisseaux du cou. Il y a également un souffle à l'appendice xyphoïde.

Rien du côté des reins.

Douleurs assez vives dans le bas ventre ; le toucher nous montre un col très volumineux et très allongé.

Écoulement de mucus blanchâtre par le museau de tanche. Rien dans les culs de sac.

Appétit assez bon.

Du côté du système nerveux, c'est autre chose.

Il y a une hémianesthésie à tous les modes de la sensibilité dans le côté droit du corps. Il y a achromatopsie de l'œil droit, rétrécissement du champ visuel, abolition de l'ouïe et de l'odorat du côté droit.

La pression des ovaires ne produit rien, il n'y a pas de zones hystérogènes.

Une tentative d'hypnotisation par compression des globes oculaires, produit une attaque convulsive. Je remarque, en passant, que, comme pour une autre malade du service, c'est la compression de l'œil sain qui seule produit des effets convulsifs.

L'attaque n'a rien de classique : la malade étouffe, crie et se débat, elle grince des dents, n'écume pas, mais convulse ses yeux qni disparaissent sous la paupière supérieure.

Ses mouvements sont désordonnés, elle se tend dans son lit. On est obligé de lui mettre les planches, sans quoi elle tomberait de son lit. On lui donne de l'éther et elle arrive assez vite à se calmer. La pression de l'ovaire ne produit rien.

Après l'attaque, elle est anéantie.

Ces attaques se reproduisent de temps à autre. La malade semble se charger d'électricité chaque fois qu'elle a une contrariété, et quand la mesure est comble, la crise éclate.

En entrant le matin dans la salle, le 18 janvier, nous trouvons la malade qui sort d'une crise et est en proie à une dyspnée intense. La respiration uniquement costale est saccadée et précipitée. Les sterno-mastoïdiens, tous les muscles respiratoires accessoires, sont tendus comme des cordes. Voyant l'inertie diaphragmatique, nous faisons électriser le nerf phrénique, un pôle sur le cou, un autre sur le diaphragme. Au bout d'un quart d'heure d'électrisation, la scène change d'aspect : la malade qui respirait très vite, respire lentement, si lentement, que la poitrine semble immobile. Il n'y a plus que cinq ou six respirations par minute. La malade reste là les yeux grand ouverts, respirant à peine. Pendant dix minutes, je fais des pressions sur les côtés de la poitrine et, au bout de ce temps là, je vois revenir le rythme normal de la respiration.

Pendant cette phase d'apnée, le pouls s'était ralenti aussi, le cœur battait faiblement; à un moment, la malade reste vingt-sept secondes sans respirer, pendant ces vingt-sept secondes, le cœur ne semble pas avoir battu.

Dans la soirée du 18 janvier, je vois la malade qui est anesthésique totale, elle est sourde, muette et aveugle, elle reste inerte, elle n'a rien mangé depuis le matin.

Le 19. Dans le même état qu'hier, la malade n'a toujours rien pris, la pression ovarique ne produit rien du tout.

Le 21. La malade commence à parler; la respiration est toujours gênée, le diaphragme fonctionne, mais le courant d'air est arrêté dans le larynx, la malade y porte la main à chaque mouvement respiratoire comme pour en arracher un corps étranger.

Le 22. La respiration est redevenue normale.

L'ouïe et la vue sont revenues en même temps.

Le 23. La malade que était anesthésique locale est

hémianesthésique droite comme auparavant; elle sent bien du côté gauche.

Le 25. Elle se lève dans la salle et s'y promène appuyée sur une béquille.

Le 27. Nouvelle attaque.

Le 28. Elle est épuisée par son attaque de nerfs, elle a soif, elle a des nausées.

Le 30. Elle est anesthésique totale.

J'applique un aimant contre la cuisse droite (30 janvier), 5 heures du soir.

1er février. Ce matin, après avoir beaucoup souffert de la tête elle n'est plus *qu'anesthésique gauche* (aimant à droite), les sens sont moins atteints que les premières fois; le soir à la contre-visite elle est paralysée du mouvement dans le côté gauche et légèrement contracturée.

Le 4. Ce matin, après une attaque avortée dans la nuit, nous trouvons la malade contracturée des deux pieds (aimant toujours à droite), la sensibilité diminuée à droite, est nulle à gauche.

Le 11. La malade est restée dans le même état depuis le 4 de ce mois. Je lui enlève l'aimant qui semble ne plus rien produire. La malade, le soir même, redevient anesthésique locale, elle ne peut plus se mouvoir même pour manger : on la fait manger.

Le 20. Aujourd'hui, à 11 heures du matin, je mets les deux aimants, l'un à gauche, l'autre à droite. Dans la soirée, la malade se plaint de maux de tête très violents.

Le 21. La céphalalgie dûe à l'aimant s'est dissipée en partie. Hier à 5 heures 1/2, douleur vive dans la région ovarienne droite. A minuit, la malade sent l'orteil du pied droit, puis, au matin, dans tout le côté droit, le mouvement est revenu en même temps. A gauche, le bras est insensible et paralysé, mais la jambe exécute tous les mouvements possibles.

Le 27. Les choses sont encore dans le même état. L'anesthésie persiste dans le côté gauche, en haut du cou et dans la face, la jambe se meut et sent bien.

8 mars. Après une attaque, tout a disparu dans le côté gauche. La malade n'a plus d'attaques, plus d'anes-thésie ; elle fait le service d'une infirmière dans la salle et, le 11 avril, on l'envoie au Vésinet complètement guérie.

TUBERCULOSE ET HYSTÉRIE

Du temps où l'on admettait une diathèse tubercu-leuse on rangeait, parmi ses manifestations, la névrose en général et l'hystérie en particulier :

« Essentiellement héréditaire, la diathèse tubercu-leuse n'est bien comprise cliniquement que si on la suit dans les familles, derrière ses manifestations va-riées à travers les générations successives. On voit alors que l'hystérie peut remplacer la phthisie pulmo-naire, chez un membre de la famille tuberculeuse au même titre que la méningite la représente chez un autre et le mal de Pott chez un troisième. » (Grasset, p. 977, de son Traité des maladies du système nerveux).

A l'heure qu'il est, la tuberculose est une maladie infectieuse et, comme telle, elle a besoin pour se déve-lopper d'un terrain propice, d'un individu en état d'opportunité morbide, suivant la belle expression du professeur Bouchard. La diathèse héréditaire se réduit donc à un état d'affaiblissement inné qui met l'individu en pleine réceptivité.

La tuberculose, croyons-nous donc, ne peut se manifester par l'hystérie ou des accidents qui la simulent à s'y méprendre. La tuberculose ne peut se manifester que par des lésions propres, caractéristiques, ayant une signature, toujours la même, le tubercule.

Elle ne peut donc pas produire l'hystérie. Elle peut la solliciter, l'éveiller et, par conséquent, coexister avec elle. Plus encore, les deux affections absolument distinctes, puisque généralement elles existent d'une manière séparée et indépendante, peuvent se suppléer, se succéder, voire même se remplacer ; ou bien elles peuvent s'influencer réciproquement en se modérant l'une l'autre jusqu'à ce que l'une d'elles l'emporte définitivement, et, c'est généralement la tuberculose. C'est à ce point de vue que les observations qui vont suivre sont intéressantes. Il s'agit de deux cas de coxalgie, coxo-tuberculose de Lannelongue, s'accompagnant d'hystérie : dans la première, le malade a eu déjà un passé pathologique spécial, fureur, crises nerveuses dans son enfance. A 25 ans, il est atteint d'une coxalgie qui guérit. Et ce n'est qu'à 32 ans que les manifestations hystériques se firent jour. L'hystérie est indiscutable. L'observation qui suit entraînera la conviction.

OBSERVATION X. (Inédite).
(Communiquée par M. le Dr Letulle.)

L. G..., 33 ans. Cordonnier.

Le malade entre le 24 mars dans le service du Dʳ Letulle, salle Parrot, n° 30, pour une impotence de tout le côté droit survenue depuis quelques jours sans cause appréciable et qui s'accompagne d'insensibilité.

Cet homme a été bien portant jusqu'à l'âge de 25 ans. Il n'a pas eu de maladie dans son enfance, il était seulement un enfant très impressionnable, se mettant facilement en colère et ayant des crises nerveusss faciles et répétées. A l'âge de 35 ans, il a eu une coxalgie dont il a été soigné à l'hopital de Moulins; à ce moment, il a été examiné par plusieurs médécins, le professeur Cornil entre autres, et le diagnostic de coxalgie tuberculeuse a été confirmé par tous. Il a d'ailleurs guéri au bout de quelques mois avec une ankylose partielle, laquelle a désormais empêché le malade de se livrer à tout travail actif et l'a forcé de prendre l'état de cordonnier. Depuis il a été bien portant.

Il y a quelques jours, le malade à remarqué que son côté droit devenait plus faible, il ne pouvait plus se servir de sa jambe droite et son bras laissait tomber les objet qu'il portait.

On remarque en effet que le malade a la plus grande peine à détacher le talon du lit et que le bras droit ne peut être soulevé qu'avec l'aide de la main gauche. Ces troubles sont survenus sans aucun ictus apoplectique où sans aucun trouble du côté du cerveau.

La jambe droite est maintenue à l'état normal en demi flexion de la cuisse sur le tronc et cette flexion ne peut être réduite par |la pression. Tout le membre inférieur est manifestement atrophié et les masses musculaires offrent un volume très réduit par rapport au côté gauche. Il n'y a, par contre aucune atrophie du côté du bras droit. Les mouvements de l'articulation coxofémorale sont extrêmement limités et on peut affirmer l'existence certaine d'adhérences anciennes dans l'articulation.

On remarque en même temps que la sensibilité est extrêment amoindrie du côté malade et que la sensibilité au contact et à la douleur offre une diminution considérable par rapport au côté gauche. Mais ce n'est pas tout et tout l'appareil sensoriel du même côté présente les mêmes altérations.

Le malade est, en effet, affecté d'un rétrécissement notable du champ visuel à droite sur le diamètre externe.

Il y a de plus une dyschromatopsie manifestée surtout pour le rouge ; on remarque de plus une dimension notable de l'acuité auditive, enfin l'odorat et le goût sont profondément altérés et amoindris de ce côté,

Ces troubles sensitivo-sensoriels ne peuvent évidemment dépendre que d'un état névralgique, le malade présentant en plus une sensibilité spéciale et caractéristique correspondant aux régions ovariennes et à la région sous-mammaire gauche.

Aucun trouble cérébral, pas d'attaque convulsive.

L'application de l'aimant devait d'ailleurs confirmer le diagnostic. Au bout de quelques jours, en effet, on voit la sensibilité revenir graduellement dans le côté droit et l'anesthésie apparaître à gauche, les troubles sensoriels persistant. Les lésions anciennes de la coxalgie ne diminuent d'ailleurs en aucune façon et le malade ayant été endormi au chloroforme, il a été impossible de faire disparaître la contracture et les adhérences.

En même temps les troubles paralytiques disparaissent et les mouvements reviennent graduellement dans membres atteints.

Le 15 juin, l'état du malade s'est profondément modifié. Les troubles sensoriels ont persisté et sont restés ce qu'ils étaient. Les mouvements sont revenus entièrement dans le côté droit et le bras. notamment, présente la même force des deux côtés. La sensibilité a réapparu à droite ; à gauche, sous l'effet du transfert, elle reste diminuée mais très légèrement. Cette diminution de la sensibilité est d'ailleurs totale pour tout le côté gauche. (Membre, thorax, abdomen). Notons, de plus, que le malade qui avait présenté une grande résistance au chloroforme a conservé depuis le jour où il a été endormi (25 mai) une céphalalgie opiniâtre et rebelle à tout traitement.

Il y a donc dans son état deux facteurs absolument distincts : tout d'abord une lésion vraie, ancienne, une coxalgie avec lésions persistantes indéniables et de plus un état névropathique, des troubles hystériques surajoutés qui ont apparu secondairement avec manifestations multiples vers le côté malade. L'apparition de ces troubles, leurs caractères, le transfert et la disparition des accidents ne laissent place à aucun doute.

L'observation n'est pas moins intéressante. Tout d'abord par les lésions multiples que la tuberculose y a déterminées. A la suite d'une chûte, tumeur blanche au genou droit ; la malade avait 10 ans. A 16 ans, mal de Pott lombaire. Enfin coxalgie droite à son entrée à l'hôpital. Quinze jours après, la malade est prise de vomissements répétés survenant peu de temps après l'ingestion d'aliments. Ces vomissements sont complètement indolores et ne s'accompagnent d'aucun trouble du côté des voies digestives. Comme, en résumé, la malade ne dépérissait pas malgré cette alimentation plus qu'insuffisante, presque nulle, on songea à l'hystérie, et, de fait, un interrogatoire bien dirigé prouve nettement qu'on se trouve en présence d'une névropathique.

Voici donc un exemple frappant de tuberculose organique autre que pulmonaire existant avec une hystérie des mieux caractérisée.

Une chose ressort de cette observation. C'est que l'hystérie, pour évoluer, a mis un temps normal.

La puberté appelle l'hystérie. Donc la tuberculose n'a pas précipité la date de l'apparition de l'hystérie. D'autre part, celle-ci ne semble pas non plus avoir eu quelque influence sur la marche de la tuberculose : tumeur blanche, puis, hydarthrose du genou droit, puis mal de Pott, ensuite coxalgie droite. Dans ce cas donc, la tuberculose ne pèche certainement pas par un excès de discrétion. Mais, d'autre part, si la tuberculose n'a pas épargné ses attaques, il n'en est pas moins vrai que la malade a supporté avec beaucoup de résistance ses atteintes multiples. Faut-il mettre cette issue victorieuse, ou à peu près, sur le compte de l'hystérie ? Nous croyons qu'on pourrait répondre par l'affirmative. L'hystérie ne favorise pas le développement de la tuberculose. Bouchet a cependant soutenu le contraire. Leudet admet même une sorte d'antagonisme entre la phtisie et la névrose. Huchard, tout en ne la repoussant pas absolument, fait remarquer qu'on voit souvent la réunion de deux affections sur le même sujet sans changer le tableau habituel de la maladie. Dans notre cas, croyons-nous, l'hystérie a dû exercer quelque action favorable pour empêcher une terminaison fatale après tant d'épreuves graves.

Observation XI (inédite)
(Communiquée par M. le Dr Letulle.)

La nommée M..., âgée de 17 ans, femme de chambre, entrée le 5 mars 1888, salle Maurice Raynaud, lit n° 29 puis 24.

Mère morte phtisique à 30 ans environ

Père, mort inconnue.

A été réglée à 15 ans, règles à des dates irrégulières.

A eu une fièvre typhoïde à 9 ans.

A l'âge de 10 ans, fait une chute sur le genou droit.

Un an après la chute, entre à l'hôpital de Tours où le chirurgien diagnostique une *tumeur blanche du genou droit.*

A fait un séjour de six mois ; appareil silicaté (extensions) conservé pendant un an. Teinture d'iode, pointes de feu, vésicatoires.

Cicatrices au 1/3 supér de la jambe, dues à un cautère et à son appareil qui a blessé la peau.

Trois mois après le début de la tumeur blanche, le genou gauche s'est pris, durée 15 jours; on a diagnostiqué hydarthrose.

A 15 ans, douleur le long du rachis dans région lombaire.

A 16 ans, mal de Pott de cette région.

Entre à l'hôpital.

Quinze jours après son entrée, se plaint de douleurs dans l'articulation de la hanche (*coxalgie droite*).

On place la malade dans une gouttière de Bonnet où elle reste dix-huit mois. Après la levée de l'appareil, le mal de Pott avait disparu. La douleur de la hanche persistait.

Un an après sa sortie de l'hôpital, apparaît un abcès par congestion du pli de l'aine droite.

Elle entre à la maison de santé de Tours à différentes reprises où on lui fait l'extension continue du membre inférieur droit. Emplâtre de ciguë à la hanche.

5 vésicatoires successifs à la région lombaire.

Etat actuel. — Il n'y a plus de saillie de la région lombaire.

Quand la malade se baisse, ne peut plus se relever.

Point douloureux sur la crête sacrée, bien au-dessous de la saillie primitive du mal de Pott.

Gros ganglions dans le pli de l'aine droite avec empâtement sous-jacent.

Quand la malade se lève : grosseur plus apparente au pli de l'aine, *douleur dans l'articulation de la hanche.*

Aplatissement de la fesse droite.

Pli fessier droit abaissé.

Lorsqu'on appuie sur le grand trochanter, lorsqu'on fléchit la cuisse, lorsqu'on frappe sur le talon, il y a des douleurs vives dans l'articulation de la hanche.

Lorsqu'on fléchit la cuisse sur le bassin, ce bassin suit le mouvement (ensellure).

La malade conserve son genou à demi-fléchi, l'extension ou la flexion complète du genou, détermine une vive douleur dans la hanche, et non dans le genou.

Depuis son séjour à Paris, on lui a mis, à plusieurs reprises, des pointes de feu sur la région lombaire.

Quelques jours après son entrée à l'hôpital Tenon on lui fait l'extension continue au moyen de *l'appareil de Lannelongue.*

20 mars. La malade souffre moins depuis qu'elle a son appareil, les surfaces articulaires n'étant plus en contact.

Quelques jours après son entrée, la malade annonce des vomissements répétés survenant peu de temps après l'ingestion des repas et non douloureux. Elle a eu déjà des vomissements pareils il y a quelques mois. Ceux-ci sont indolores, ne s'accompagnent d'aucun trouble apparent du côté des voies digestives, ni d'amaigrissement de la malade. On pense de suite alors à un état névropathique. L'interrogatoire dirigé dans ce sens, nous apprend alors que la malade était dans son enfance sujette à des colères, des accès de pleurs et de rires faciles, qu'elle présentait un appétit exagéré, mais jamais cependant il n'y a eu de véritables crises convulsives.

A l'heure actuelle la malade est manifestement hystérique ; la sensibilité est considérablement diminuée à droite, du côté de la coxalgie, sur la jambe, le bras, le thorax et l'abdomen jusqu'à la ligne médiane. Sur la face au contraire l'anesthésie siège du côté gauche, mais de ce côté également on constate des troubles sensoriels importants. Diminution du champ visuel, dyschromatopsie, affaiblissement marqué du goût, de l'odorat et de l'ouïe. De plus, point douloureux sous-mammaire et points ovariques.

Ces vomissements ont duré quinze jours sans interruption, n'amenant aucun affaiblissement où amaigrissement de la malade. Ils ont disparu tout d'un coup et complètement, sans modification.

On a pu lire plus haut dans l'observation que nous relatons que les vomissements survenus sans raison aucune ont duré quinze jours sans interruption. Ils n'ont pas amené d'amaigrissement. Et puis, sans médication, sans intervention énergique, ils ont disparu comme ils sont venus, subitement.

Cette observation est à rapprocher, au point de vue du dernier symptôme, du cas que M. Bouchard a publié dans le Mouvement médical 1873. Il s'agit de vomissements incoercibles dans la phtisie pulmonaire persistants presque sans interruption pendant des mois et des années. On n'a qu'à bien interpréter ce phénomène grave en apparence, dit Huchard, pour ne pas se tromper dans le pronostic. Voilà une malade déjà affaiblie par les nombreuses atteintes de la tuberculose qui a des vomissements presque ininterrompus et sans s'affaiblir, sans que l'amaigrissement augmente, et l'on hésiterait à prononcer le mot d'hystérie ?

SYPHILIS ET HYSTÉRIE

« Il est assez commun que des femmes anciennement hystériques, dont les accès s'étaient amendés depuis un certain temps, voient tout-à-coup leurs crises et leurs anciens malaises nerveux reparaître dans le cours de la période secondaire. Sous l'influence de l'éréthisme qu'imprime aux fonctions nerveuses le poison de la vérole, ces femmes deviennent subitement hystériques *à compte nouveau* si je puis ainsi dire, ou le deviennent à un degré supérieur si elles n'avaient cessé de l'être. Elles reprennent leurs accès convulsifs, elles reprennent leur état vaporeux, leur susceptibilité nerveuse. En un mot, l'hystérie qui, chez elles, s'était calmée, subit, de l'influence syphilitique, une exacerbation nouvelle » (1).

Il est encore vrai que M. Fournier admet une analgésie syphilique spéciale, se distinguant par certains caractères, de l'analgésie hystérique. Celle-ci est asymétrique, frappant de préférence le côte gauche du corps et se complique souvent d'anesthésie. L'analgésie syphilitique au contraire, est souvent symétrique, affectant aussi bien le côté droit que le côté gauche ; elle se localise de préférence dans les régions mammaire et dorso-métacarpienne. Enfin elle se complique rarement d'anesthésie.

Fournier va même plus loin. Il admet que la syphilis peut créer de toutes pièces la névrose hystérique qui n'existait pas auparavant. Quoiqu'il en soit, il est certain que la syphilis exerce une influence quelconque sur l'éclosion et la marche de l'hystérie. La réciproque est peut être vraie, mais elle n'a pas été encore scientifiquement démontrée.

L'observation suivante que nous devons encore à l'extrême bienveillance de M. Letulle est à ce point de vue des plus instructives.

(1) Fournier. Leçons sur la syphilis étudiée plus particulièrement chez la femme, 1874, p. 816.

OBSERVATION (inédite).
(Communiquée par M. le Dr Letulle.)

La nommée P..., âgée de 28 ans, mécanicienne. Entrée le 18 mai 1886, salle Archambault, lit n° 19.

Bonne santé antérieure.

Il y a trois ans, éruption pendant qu'elle allaitait un enfant de 11 mois ; siégeant à la poitrine et au dos, cette éruption était de nature prurigineuse.

Quatre mois avant, son mari avait eu une éruption au devant de la poitrine, qu'il avait soignée en cachette. Elle entre à l'Hôtel-Dieu et M. Hérard affirme que cette éruption est spécifique. A ce moment, cécité complète qui dure trois semaines.

Fin mai, elle est prise de faiblesse dans les membres inférieurs. Le membre droit est le premier atteint.

Cette faiblesse s'accentue peu à peu, pour devenir une véritable paraplégie motrice (fin 1884).

Depuis dix-huit mois, cet état paraplégique se complique de contractures. La cuisse se fléchit sur le bassin et la jambe sur la cuisse.

Pas de contracture des orteils. Pied bot. Sensibilité intacte au toucher et à la douleur. Exagération des réflexes.

Depuis vingt mois. Paralysie complète des réservoirs, laissant aller sous elle urine et matières fécales. Rien aux membres supérieurs. Douleurs en ceinture assez vives.

Douleurs le long du rachis.

Il n'existe, sur la peau, aucune éruption, sauf autour du cou, principalement du côté droit, où se trouve une trainée pigmentaire brunâtre avec des plaques blanches disséminées (éruption spécifique en collier).

Pas d'exostoses.

Petit ganglion au niveau de l'apophyse mastoïde du côté gauche, deux ou trois petits ganglions à l'aine.

Pas de céphalée nocturne.

Rien dans la gorge. Rien aux lèvres

Pas de psoriasis palmaire ou plantaire.

Rien au cœur.

Traitement. — Frictions avec 8 grammes d'onguent mercurial. Iodure de potassium, 4 grammes.

25 mai 1886. Face dorsale de la main droite, près de l'articulation, cinq ou six groupes d'érythème polymorphe, tantôt marginé, tantôt papuleux.

Il existe une éruption de même nature au poignet et à la face dorsale de la main gauche.

Même éruption, quelques jours après, sur les deux cuisses. *Durée* : Trois semaines.

Le 21 janvier 1887. A eu froid. Vers 4 heures du matin, vomissements et sueurs abondantes.

Depuis le 18, la malade semble trouver la jambe gauche moins lourde. Elle s'étend d'elle-même, lorsqu'elle a dépassé une certaine flexion.

Dans les deux jambes, à partir des genoux jusqu'aux pieds et à la partie antérieure, la malade éprouve comme des « lames de feu » qui courent.

Cuisse droite. Douleurs violentes et continues qui s'étendent jusqu'à la hanche.

Le 26 au 27. *A droite*, point de côté très violent, ayant duré toute la nuit, s'irradiant dans l'aine.

Etouffements, surtout le soir, qui occasionnent des sueurs froides. Durée 4 ou 5 minutes.

Le 2 février. Eruption érythémateuse analogue à celle du 25 mai 1886. Mais les formes circinée et papuleuse dominent.

Le 11. Les douleurs du membre inférieur droit sont beaucoup plus vives et elles s'irradient dans l'hypocondre droit.

La nuit dernière et ce matin, elle a eu, à six reprises, des tremblements localisés au membre inférieur droit et dus à de la trémulation épileptoïde.

Le 12. Douleurs en ceinture très vives au niveau des fausses côtes. L'attitude du membre inférieur droit est en flexion forcée sur l'abdomen.

Depuis quelques jours, la malade sent le besoin d'uriner ou d'aller à la selle bien que la paralysie des réservoirs existe toujours.

Le 28. Les jambes s'allongent toujours aussi facilement, mais la malade les plie avec plus de difficulté que les jours précédents.

Elancements douloureux, à droite dans l'articulation du genou, le long de la cuisse et dans l'aine.

Le 15. Depuis huit jours, la malade se lève chaque jour et peut faire quelques pas avec l'aide de la fille de salle.

Quand elle pose les pieds par terre, il lui semble qu'elle est piquée par « des millions d'aiguilles ».

Quand elle est assise, douleurs assez vives dans l'hypocondre droit et la jambe.

Depuis le 5. Toux; salivation; douleurs gastralgiques; sensation de brûlures à l'estomac au moment où elle prend sa potion; coliques.

Douleurs et sensation de poids au niveau de l'utérus.

La jambe droite reste maintenant allongée et droite et la malade la plie difficilement.

En juin 1887, la malade est transférée à Laënnec où elle reste jusqu'au 3 janvier 1888, époque à laquelle elle entre dans le service de M. Letulle.

! *État actuel*, Mars 88.

Depuis quelque temps, la malade se trouve dans le même état au point de vue des douleurs et des mouvements. Les douleurs ont cependant légèrement augmenté.

La malade dit avoir maigri d'une façon notable, cependant elle reste encore en état apparent de forte corpulence.

Aux membres inférieurs cet état est dû à un développement exagéré d'adipose sous-cutanée;on retrouve cette adipose sous-cutanée jusqu'à la ligne ombilicale à peu près ; au-dessus ainsi qu'aux membres supérieures les muscles bien que légèrement diminués de volume persistent encore d'une façon appréciable.

Motilité. — La malade peut se tenir débout mais appuyée contre un meuble; cette station ne peut se prolonger longtemps et, si la malade essaye de faire un pas, les genoux fléchissent et une chute devient imminente.

Au lit, les jambes restent allongées l'une contre l'autre en adduction forcée, de telle sorte que les genoux sont toujours appliqués l'un contre l'autre et que souvent encore elles se croisent l'une sur l'autre; il est impossible de détacher le talon du lit, car, aussitôt un mouvement involontaire de flexion se produit qui amène le talon presque jusque sous la fesse. Malgré tout, la jambe peut être portée raidie de côté et d'autre dans le lit, mais dans ces conditions le mouvement part de la hanche et le bassin prend part au déplacement. Les orteils peuvent être légèrement fléchis, mais s'étendent aussitôt par contracture simultanée; tous ont tendance à conserver la position fléchie et le pouce affecte la forme d'orteil en marteau.

Assise et dans le relâchement complet, en laissant les jambes pendantes, la malade peut étendre et plier le pied surtout à gauche, mais tout mouvement un peu vif amène de la contracture. Lorsqu'il faut produire un mouvement d'extension par exemple, la jambe étant fléchie, la malade doit commencer à imprimer avec la main la direction au membre en donnant un coup un peu vif sur le triceps ; puis la jambe continue alors d'elle-même le mouvement d'extension d'une façon lente, progressive et en tendant toujours à l'adduction. La même chose se produit pour la flexion, de telle sorte qu'un mouvement involontaire se produisant, où si la malade détermine mécaniquement un début de mouvement, ceux-ci s'achèvent automatiquement et lentement tout seul. La chose se produit, par exemple, après un spasme douloureux suivi de contracture, puis de mouvement prolongé automatique.

Sensibilité générale. — Depuis longtemps la malade se plaint de douleurs (en pression d'étau) survenant également dans les deux membres inférieurs, surtout dans la cuisse et sur la face externe.

Ces douleurs se produisent la nuit comme le jour en crises de plusieurs minutes et à peu près toutes les heures. Elles débutent brusquement, amènent quelquefois des cris tant elles sont intenses, puis aussitôt après, elles produisent un début de flexion de la jambe et la flexion se termine d'elle-même automatiquement.

Parfois ces douleurs se produisent au niveau de la vessie et amènent à leur suite une miction involontaire.

Les douleurs remontent aussi jusqu'à l'ombilic et parfois, mais moins souvent que jadis, prennent l'aspect de douleurs en ceinture.

Sensibilité spéciale. — La *sensibilité de contact* n'a disparu nulle part, il n'y a même nulle part d'hyposthénie, mais au contraire, sur toute la jambe gauche surtout à la partie externe, le simple contact est très douloureux ; l'hyperesthésie est manifestée pour les pressions profondes comme pour le contact cutané. Cette hyperesthésie remonte jusqu'au pli inguinal, où elle est très accentuée, et disparaît presque brusquement vers la partie moyenne d'une ligne qui irait de la ligne ombilicale au pli inguinal ; en arrière, l'hypéresthésie ne se propage pas au-dessus de la fesse et, même là, elle est très peu accentuée sur la jambe droite, il n'y a pas d'hyperesthésie, mais sur la face externe.

La *sensibilité thermique* est exagérée à gauche aux points hyperesthésiés; le froid et le chaud produisent des sensations de picotements insupportables qui amènent la contracture presque immédiate du membre; ces mêmes sensations se retrouvent à droite, mais moins manifestes; à la partie externe, elles sont toujours moins nettes.

Il n'y a nulle part de retard dans les sensations perçues, mais il y a de nombreuses erreurs de lieu et des écarts considérables dans les sensations ; telle sensation rapportée à la cuisse aura été produite par une piqûre de la jambe, mais du même côté.

De plus, il arrive parfois qu'une impression faite à droite, sur la face externe surtout, se transmettra après huit à dix secondes au côté gauche en des points à peu près symétriques, où alors elle deviendra très douloureuse et cela progressivement; la même chose peut se produire de gauche à droite, mais moins fréquemment ; quand la chose arrive, la malade annonce une nouvelle

sensation comme provoquée au point où aboutit la douleur.

Il arrive de même qu'une contracture se produisant à
gauche, et amenant après elle un mouvement automatique de flexion, soit suivie d'un mouvement identique du
côté opposé et vice versa.

Sensibilité sensorielle. — Aucun trouble à l'heure actuelle.

Sensibilité réflexe. — Il n'y a nulle part de réflexe cutané. Les réflexes rotuliens sont exagérés et cela autant
des deux côtés; le réflexe rotulien produit est suivi de
contracture.

Les réflexes ne sont pas exagérés aux membres supérieurs.

Trépidation épileptoïde du côté de la jambe droite de
temps à autre et spontané.

Troubles trophiques. — Nous avons signalé l'adipose
sous-cutanée. Il y a de plus sur les deux jambes une
production exagérée de poils datant déjà d'un an.

Enfin la malade est sujette à des poussées subin-
trantes d'urticaire affectant toujours plus les membres
inférieurs et qui donnent sur les bras la sensation de
démangeaisons et sur les membres inférieurs la sensation de brûlures. Les règles ne sont pas actives.

Troubles des réservoirs. — La malade sent des envies
d'uriner, mais l'urine s'écoule assez vivement tout
d'abord, puis lentement et paresseusement; ces envies
ne sont pas plus fréquentes et sont rarement un peu
douloureuses; en plus, troubles analogues de douleurs
analogues à celles des cuisses et des jambes et suivis de
miction.

Constipation habituelle, sensation du besoin de défécation, mais incontinence des matières. Sens *génital*, non affaibli au début, mais seulement au moment où l'incontinence a commencé.

Il n'y a eu que peu de troubles céphaliques ou bulbaires. Cependant à Laënnec, il y a deux ans, la malade eut des vomissements à la suite d'un bain, puis une paralysie de la langue durant trois jours. Une syncope, il y a trois ans, à l'Hôtel-Dieu. A Broussais, il y a un an, elle a eu des accès de palpitation, puis trois attaques convulsives.

La malade mange bien, les digestions sont un peu laborieuses, pas de toux.

Règles supprimées pendant quatre ans, reparaissent le 7 mars.

22 mars. — La malade a été prise hier soir d'une crise, de douleurs survenue rapidement, sa dernière crise remontait à un an. Les douleurs siégeaient dans les membres inférieurs, présentaient le caractère de douleurs en étau et revenaient par crise de cinq minutes de durée environ avec intervalles calmes, augmentation considérable de l'hyperesthésie cutanée.

Au matin la malade est calmée, mais il reste les troubles surtout sensoriels : amblyopie droite, affaiblissement considérable du goût (surtout pour les amers); pas d'anesthésie.

Le 27. — Les douleurs diminuent de plus en plus, les troubles oculaires disparaissent également.

2 avril. Les troubles sensoriels durent encore, mais sont moins nets. Depuis deux jours trépidation épileptoïde dans le côté droit (jambe).

7 avril. Reprises de crises, de douleurs (en étau, écrasements, brûlures). Avec de plus quelques fourmillements dans les membres supérieurs.

La sensibilité paraît normale dans le segment sus-lombaire du corps.

Du 7 au 30, nouveau traitement, iodure de 8 à 10 gr. par jour.

Le 27. Une petite crise de douleurs dans les membres inférieurs.

Il faut l'avouer, le diagnostic est loin de s'imposer ici. Tout d'abord la syphilis est pour ainsi dire ignorée quant à son accident initial. L'éruption que la malade eut en 1883 aurait été de nature syphilitique. M. Hérard, dont la compétence ne saurait être mise en doute, l'affirme du moins. A la fin de 1884, donc presque un an après, survient une paraplégie, bientôt suivie de contracture qui dure pendant dix-huit mois. 20 mois après, paralysie complète des réservoirs. Autour du cou, les syphilides pigmentaires viennent former leur collier et une certaine adipose se développe.

Les troubles les plus variés arrivent coup sur coup. Depuis cinq ans, peu s'en faut, la malade est paraplégique, parésique plutôt croyons-nous. Il y a des troubles de la sensibilité, de l'hyperesthésie, changeant avec de l'anesthésie unilatérale, des troubles oculaires, de la diminution des sensations gestatives, des crampes, des fourmillements. de la trépidation épileptoïde. Tous ces phénomènes sont fort complexes. Pourrait-on mettre ici hors de cause toute lésion permanente de la moelle ou du canal rachidien? Il est vrai que ces phénomènes sont extrêmement mobiles, que le traitement antisyphilitique énergique n'y apporte aucun changement. Mais il est aussi vrai que la paraplégie est persistante et qu'elle dure depuis quatre ans à peu près.

D'autre part la paraplégie hystérique, si rare déjà, se complique encore plus rarement d'incontinence d'urine et des matières fécales.

Mais en revanche, nous voyons dans notre observation que, d'un jour à l'autre, il existe des différences notables dans le degré d'impotence musculaire, ce qui prouverait une origine hystérique. De plus les troubles de la vue font un va-et-vient incessant.

D'ailleurs, la contracture des membres inférieurs est survenue à la suite de la paralysie. La rigidité était absolue pendant dix-huit mois, ne cessant pas pendant le sommeil naturel. L'absence des troubles trophiques, les diverses sensations de fourmillements, de rétractions, enfin les tremblements et trépidations des membres, la *durée très longue* de la contracture, avec sa brusque disparition, enfin la marche spéciale, tout cela prouverait la nature hystérique de ces accidents.

Il s'agirait, croyons-nous donc ici, d'une hystérie complète développée sous l'influence de la syphilis; ces deux affections coexisteraient sans s'influencer favorablement, la syphilis au contraire ayant donné, comme l'a prouvé le professeur Fournier, un coup de fouet aux accidents hystériques.

OBSERVATION XIII (personnelle).

Le nommé S... (Albert) âgé de 28 ans, employé de commerce.

Rien dans l'hérédité.

Le malade a toujours été bien portant jusqu'en 1870, époque à laquelle il contracte la syphilis. Le médecin qu'il va consulter à Paris ne le soigne cependant pas comme syphilitique.

Ce n'est qu'en 1881, que le médecin de sa famille, qu'il voit à Lyon, lui déclare qu'il a la syphilis et lui ordonne de la liqueur de Van Swieten.

Le malade en prend pendant un an, et a, pendant ce temps, comme éruption, des plaques à la bouche et la corona vénéris.

Tout accident ayant disparu, le malade cesse tout traitement.

Le 1er janvier 1885, il tombe, à Paris, paralysé dans la rue, à 9 heures du matin. Le malade ne reprend connaissance que deux jours après. Il a de l'aphasie et tout le côté droit paralysé.

Soigné dans sa famille, à Lyon, par le docteur Diday, le malade avait, à ce moment, de grands maux de tête, de violentes céphalées nocturnes, de 9 heures du soir à 9 heures du matin.

Le malade suit le traitement suivant : frictions mercurielles jusqu'à salivation, progressivement de 3 à 6 grammes d'iodure et de bromure de potasssium, des bains sulfureux.

Le malade a conservé une espèce de mutisme, dit-il, c'est-à-dire un embarras considérable dans la parole jusqu'au mois de mars de la même année.

A partir de cette époque, sa maladie marche vers la guérison et il ne prend plus que de l'iodure de potassium.

Au mois de mai, il va à la campagne, se porte bien de mai à septembre et marche facilement avec une canne.

Le 17 septembre, nouvelle attaque semblable à la première.

Il est soigné alors par le docteur Gaillton. Frictions mercurielles, douches froides progressivement de 6 à 15 grammes d'iodure par jour, tisane d'uva ursi, 1 gr. de sulfate de quinine pour les céphalées, qui ont reparu.

En décembre, le malade va un peu mieux, mais il a, à cette époque, des douleurs dans le tibia droit au niveau des bords latéraux et du sommet de la malléole; il en souffre surtout la nuit et principalement à la nuit tombante. Dans la journée, il n'a qu'un peu de fatigue, suite des souffrances de la nuit. Il a en même temps des douleurs rachidiennes, surtout accentuées au niveau des vertèbres lombaires. Il se frictionne avec un mélange à parties égales de Baume de Fioravendi, huile de morphine et baume tranquille. Il prend également de l'iodure de potassium.

Alors, il va mieux et marche assez bien jusqu'en mars 1886.

Le 17 mars, le malade a, dans son lit, une attaque nerveuse épileptiforme à la suite d'un lavement. On lui ordonne alors des lotions à l'eau froide, de l'éther et de l'iodure de potassium.

Fin avril, il va à la campagne.

Il se porte bien jusqu'en novembre, époque à laquelle une nouvelle crise apparaît et le tient contracturé jusqu'en janvier 1887.

A ce moment les douleurs et les maux de tête reviennent. Le malade ne voit presque plus de l'œil droit ; il a la langue fortement déviée à droite, et on ne peut lui passer la main dans les cheveux sans y provoquer des douleurs semblables à celles qu'auraient pu produire de petites décharges électriques aussi nombreuses et aussi fines que les cheveux eux-mêmes, s'enfonçant comme autant d'aiguilles dans le cuir chevelu.

De janvier à mai 1887, le malade se porte très bien, il reprend toutes ses facultés, la mémoire revient, la vue est bonne, la parole et la marche faciles, il engraisse.

En mai 1887, il revient à Paris reprendre son travail, et marche beaucoup.

Aussi, à partir du 5 juillet, il voit ses forces diminuer du côté droit et les douleurs réapparaître.

Il entre le 12 dans le service de M. Mauriac. Il a des douleurs rachidiennes.

M. Mauriac croit reconnaître entre la sixième et la neuvième veine dorsale, une exostose syphilitique.

Aussi lui applique-t-on quatre cautères, tels que M. Charcot, qu'on lui conseille de consulter au mois d'août, époque à laquelle il a une nouvelle crise, prétend n'en avoir jamais vu, dit le malade, d'aussi volumineux.

A sa consultation, M. Charcot, qui ne connaît que l'hystérie, prétend le malade, le déclare aussitôt hysté-rique, la syphilis n'étant que la cause occasionnelle de l'hystérie.

Le malade a, en effet, des céphalées nocturnes que les frictions ne peuvent amender, de l'anesthésie du côté droit et de l'hyperesthésie, peu accusée, à gauche.

Le 30 mai 1888, le malade rentre dans le service de M. Ducastel, salle 6, ne pouvant marcher que très dif-ficilement. Tout se borne là à ce moment.

Mais le 23 juin, en jouant aux dominos, il s'aperçoit que sa main droite se ferme, ses muscles fléchisseurs se con-tracturant de plus en plus, en même temps les douleurs et l'anesthésie apparaissent du côté droit.

Furet.   5

Dès ce moment, la sensibilité tactile, les sensibilités à la douleur, à la pression, à la température ont disparu de ce côté du corps, qui présente cependant quelques points hyperesthésiés et douloureux, surtout la nuit, de 9 heures du soir à 9 heures du matin. Ce sont les suivants :

1° La région sous-claviculaire en avant et en dedans de l'articulation scapulo-humérale, dans une étendue de cinq centimètres de haut sur trois de large.

2° La région du poignet, dont l'articulation est immobile grâce à la contracture des fléchisseurs et dont les mouvements provoqués sont très douloureux.

3° La région du pli de l'aine et celle qui correspond à l'articulation coxofémorale, dont les mouvements ne sont pas douloureux.

4° La région qui correspond aux parties latérales et au sommet de deux malléoles. Ces parties sont très sensibles et les douleurs de la nuit sont térébrantes.

5° La région correspondant aux articulations métatarso-phalangiennes de tous les orteils (du gros en particulier). Sa peau n'est hyperesthésiée qu'à la face dorsale.

Les mouvements provoqués de ces articulations sont très douloureux.

6° Douleurs rachidiennes, surtout lombaires.

Enfin, quand le malade marche, il croit marcher sur du duvet (sensation de duvet à droite).

Le malade ne voit presque plus de l'œil droit, dont la pupille est dilatée.

Outre ces troubles sensitifs, on constate les troubles moteurs suivants :

Il y a d'abord, comme il a été dit, de la contracture des fléchisseurs des doigts et de la main. Celle-ci est fléchie sur le poignet, les doigts sont fléchis dans la main, la phalangette de l'index est peu fléchie sur la phalangine, car elle repose sur l'éminence thénar qui l'arrête, la phalangette du médius est, au contraire, fortement fléchie sur la phalangine du même doigt et repose dans la paume de la main en dedans et en bas de l'éminence thénar, les phalangettes des deux autres doigts sont moins fléchies. Le pouce est dans l'adduction appliqué sur l'index qui empêche sa flexion complète. La contracture est si forte qu'il est absolument impossible d'ouvrir les doigts.

Le malade ne peut porter la main droite à la bouche sans un tremblement, qui grandit à mesure que la main se rapproche davantage de la bouche.

Il y a également du tremblement dans le membre inférieur, au moment de la marche, mais rien au repos.

Le réflexe rotulien est exagéré.

La langue est déviée à droite.

Notons enfin l'hyperesthésie du côté gauche.

APERÇU GÉNÉRAL

Nous croyons avoir suffisamment démontré la possibilité de l'éveil de l'hystérie dans le cours d'autres états morbides, maladies aiguës, infectieuses, constitutionnelles. Nous avons fait remarquer l'allure singulière, la marche bizarre que l'hystérie peut imprimer au rhumatisme, à la fièvre typhoïde, à la tuberculose, à la syphilis. Nous avons trouvé dans le cours du rhumatisme articulaire et dans ses suites, des paralysies sensitivo-motrices, avec ou sans contractures, ayant l'air de procéder du rhumatisme lui-même.

On peut même lire dans une de nos observations (II)
que les attaques hystériques peuvent arriver sans état
cataleptoïde : la démarche est absolument caractéristique de la paralysie spasmodique, le malade marchant
sans fléchir les jambes, comme s'il était sur des
échasses.

En tout cas, nous ne croyons pas qu'il y ait lieu
d'établir une hystérie symptomatique. De même que
la toxicité et le traumatisme sont impuissants à produire des accidents hystériques, rien que par eux-
mêmes, de même les états morbides que nous avons
passés en revue, ne font que mettre le feu aux poudres,
que réveiller l'hystérie à l'état latent.

Nous croyons que toutes les affections sont suscep-
tibles de provoquer des accidents hystériques, pourvu
que l'individu qui tombe sous le coup de ces affections, soit en puissance hystérique.

Les affections que nous avons décrites, se distinguent
des intoxications purement chimiques (saturnisme,
mercurialisme, etc.), par ce fait qu'elles ne détermi-
nent jamais ou presque jamais d'apoplexie. Comme les
intoxications d'ailleurs, les états morbides qui nous
ont occupé n'ont qu'une importance réduite dans la
production des phénomènes hystériques, mais elles ont
une influence énorme sur la forme des accidents (1).

Sans ces affections, l'hystérie se serait-elle développée ? La question est embarrassante, mais pas trop
complexe. Puisque l'hystérie a besoin pour naître,

(1) Loi de Charcot. V. l'hystérie toxique. Berbès, Gazette des
hôpitaux, 14 janvier 1888.

d'une cause occasionnelle, il est constant que toute autre impression organique l'aurait produite. Si ce n'avait été le rhumatisme, la syphilis, un traumatisme, une émotion un peu vive, une secousse morale quelconque auraient joué le rôle de cause efficiente.

Comment ces états morbides engendrent-ils l'hystérie ? Nous ne faisons que poser la question, laissant à de plus expérimentés que nous le soin d'y répondre.

Quoiqu'il en soit, la naissance de l'hystérie ou son réveil, dans le cours de tant de maladies graves, ressort pleinement de ce que nous avons vu précédemment. L'interprétation du délire et sa valeur pronostique dépend, dans la fièvre typhoïde par exemple, en grande partie, de l'état nerveux de l'individu affecté. Même remarque, en ce qui concerne ces dyspnées subites, nullement en rapport avec les symptômes sthétoscopiques de l'appareil respiratoire.

Il faut toujours avoir présentes à l'esprit ces belles paroles de Gueneau de Mussy :

« De toutes les conditions qui peuvent favoriser le développement du délire et en modifier la valeur séméiclogique, l'hystérie est une des plus importantes, car c'est une disposition morbide que les maladies intercurrentes peuvent mettre en jeu. Elle mêle sa note à leurs manifestations, et elle en peut modifier l'expression symptomatique. C'est surtout dans les premiers jours de la dothiénentérie, que l'hystérie, comme d'ailleurs les autres actions pathologiques qui peuvent se combiner avec cette maladie, et pénétrer dans son syndrôme, fait sentir son influence. On peut voir alors des délires violents, tumultueux, alternant avec des convulsions ou un état demi-comateux, offrant toutes les apparences de l'ataxie, et qui ne sont que des troubles hystériques greffés sur la dothiénentérie. Encore plus capricieux et plus désordonnés que les véritables accidents ataxiques, les phénomènes pseudo-ataxiques s'en distinguent par leur précocité, par leur disproprotion avec la fièvre. La respiration peut présenter alors ce caractère tumultueux, ondulant si spécial aux hystériques; une pression modérée sur la région ovarienne pourra exaspérer les accidents. »

On voit donc que le pronostic peut rester bénin avec des accidents graves en apparence, et quelle importance doit attacher le médecin à bien discerner les manifestations de la grande névrose, pour ne pas commettre de très grosses erreurs de pronostic.

Comment peut-on faire le diagnostic? Lorsqu'on se trouvera en présence d'un malade quelconque, présentant des troubles nerveux peu en rapport avec l'affection dont il est atteint, on devra s'entourer de tous les renseignement possibles sur son hérédité, ses antécédents nerveux. On examinera avec soin l'état de la sensibilité en général, du champ visuel. On aura soin de noter la fugacité des phénomènes, leur apparition brusque. Il ne faudra pas oublier non plus que dans l'hystérie les fonctions nutritives sont à peine troublées. Là, où une inappétence opiniâtre produit un amaigrissement et un état de faiblesse notables, dans l'hystérie, elle ne laisse pour ainsi dire pas de traces. Enfin le sexe aura son importance, on soupçonnera les femmes nerveuses personnellement ou héréditairement.

Le pronostic de l'hystérie venant compliquer une affection, de la nature de celles que nous avons étudiées, est bénin en tant qu'hystérie. L'indication pronostique ressortira donc de préférence de l'affection elle-même, de ses symptômes et de son évolution.

CONCLUSIONS

1° L'hystérie affecte avec certains états morbides dès rapports qui; quelquefois; peuvent simuler des rapports de cause à effet.

2° Ces rapports ne sont qu'apparents. L'hystérie symptomatique n'existe pas. L'affinité entre le rhumatisme et l'hystérie par exemple est loin d'être démontrée.

3° Chez le sujet en puissance hystérique, toute maladie générale peut provoquer l'éveil de cette névrose.

4° Dans notre travail, la syphilis, la fièvre typhoïde, le rhumatisme et la tuberculose (locale dans nos cas) constituent une cause occasionnelle pour l'éclosion de l'hystérie.

5° Contrairement à l'hystérie toxique, l'apoplexie, comme symptôme initial de l'hystérie, n'existe pas. Presque toujours, le symptôme initial est une hémiplégie accompagnée d'hémianesthésie avec ou sans état cataleptoïde.

Lille. – Typ. A. PARENT, A. DAVY, successeur, imp. de la Fac. de méd., 52, rue Madame et rue Corneille, 3.

262

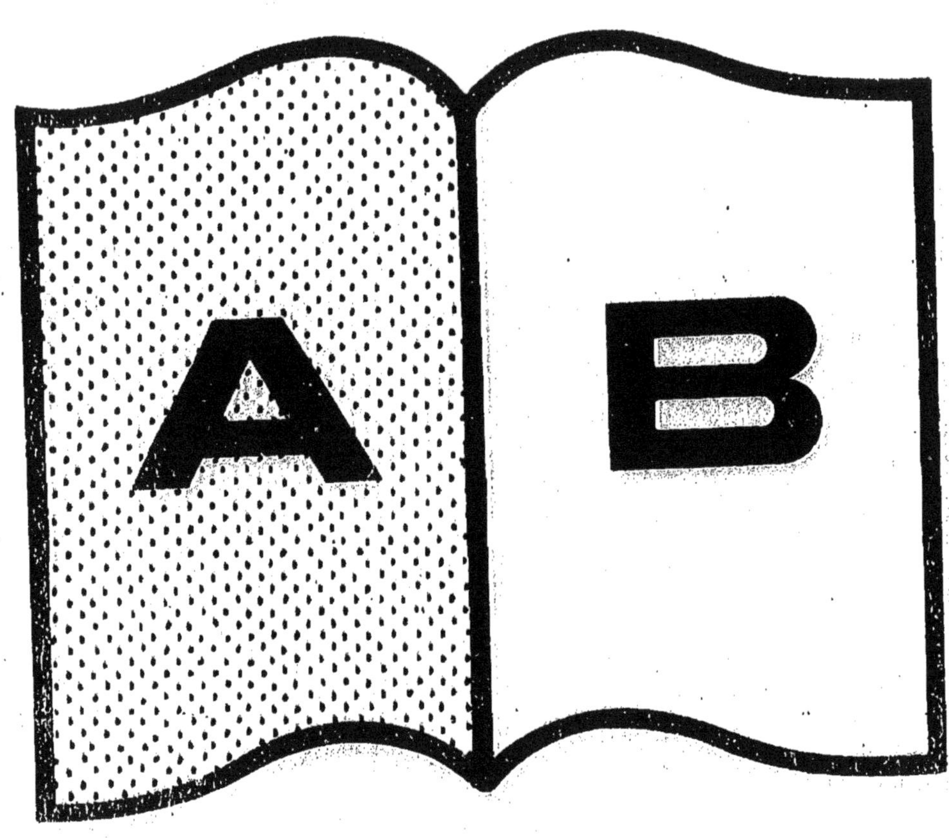

Contraste insuffisant

NF Z 43-120-14

www.ingramcontent.com/pod-product-compliance
Ingram Content Group UK Ltd.
Pitfield, Milton Keynes, MK11 3LW, UK
UKHW020939120726
13693UKWH00004B/1413